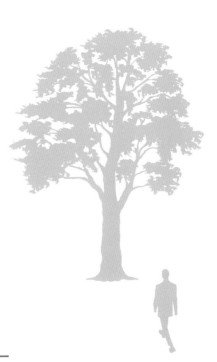

마음편

통찰의학

나와 남의 마음을
꿰뚫어 보는
마음 백과사전!

김찬우 지음

KB207721

통찰의학 -마음편-

첫째판 1쇄 인쇄 | 2024년 9월 23일
첫째판 1쇄 발행 | 2024년 10월 3일

지 은 이 김찬우
발 행 인 장주연
출 판 기 획 최준호
책 임 편 집 박미애
표지디자인 김재욱
편집디자인 김민정
제   작 황인우
발 행 처 군자출판사(주)
         등록 제4-139호(1991. 6. 24)
         본사(10881) 파주출판단지 경기도 파주시 회동길 338(서패동 474-1)
         전화(031) 943-1888 팩스(031) 955-9545
         홈페이지 | www.koonja.co.kr

ISBN 979-11-7068-183-0

정가 18,000원

통찰의학

-마음편-

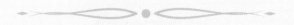

프롤로그

　길지 않은 인생을 살면서 수많은 강의와 발표를 하면서 많은 말들을 해 오고 얼굴부터 발끝까지 성형수술을 배워서 지금은 얼굴에만 집중을 해서 약 20년간 얼굴미용성형과 얼굴재건성형을 해 오고 있습니다. 그런데 어느 순간 환자를 보면서 다른 과 선생님들은 몸이 아픈 환자를 보고 치료해 준다면, 나를 포함한 성형외과 선생님들은 마음이 아픈 환자를 보고 치료해 준다는 것을 깨달았습니다. 부모님으로부터 물려받은 소중한 신체와 얼굴을 고칠 필요가 없음에도 다른 사람들과의 비교로 인해 열등의식을 스스로 만들어 얼굴성형을 하게 되고, 오히려 지금은 누구나 원하면 성형을 하는 것이 이상한 것이 아닌 것으로 되었습니다. 그래서 가장 신체의 가장 바깥을 담당하는 과로 알고 있는 성형외과지만, 역설적으로 환자가 이런 성형을 하게 된 계기는 가장 마음 속 깊은 곳의 열등감을 덮기 위한 것이라, 아픈 마음을 치료하는 의사가 되어 마치 상담하는 동안 성형외과 의사는 정신과 의사와 진배없게 되어 점점 마음이라는 것에 관심을 두게 되었습니다. 그리고 만족감이라는 것은 절대적인 기준 틀에서 오는 것이 아니라 주관적 잣대 또는 주위 사람들이 얘기해 주는 잣대로 이리저리 휘둘리는 환자의 마음을 보고, 또 그런 갈대 같은 환자의 마음을 치료해 주는 나의 마음을 살피다 보니 점점 깊숙한 마음의 원리에 심취하게 되었습니다.

　그리고 저는 성형외과 전문의를 따고, 코성형을 처음 시작하여, 코의 기능적인 부분을 공부해서 이비인후과 지식을 쌓고, 유럽, 미국, 대만, 일본 등에서 양악수술을 연수하여 치아의 기능적인 부분을 알아야 해서 치과지식을 쌓고, 얼굴뼈를 하면서 미용

돌출눈 수술을 개발하여 눈의 기능적인 부분을 알아야 해서 안과지식을 쌓고, 미국 악안면성형외과 전임의로 편두통 수술을 연수하여 신경의 기능적인 부분을 알아야 해서 신경과 지식을 쌓고 성형을 하면서 피부과 지식도 쌓다 보니 각 전문의에 비해서는 턱없는 지식일지는 몰라도 성형외과, 피부과, 안과, 이비인후과, 치과, 신경과 등을 통합적으로 공부를 하니 얼굴 전체가 유기적 기능을 하게 되는 것을 알게 되었고 얼굴이 감각기관으로서 매우 중요한 기관이라는 것을 깨닫고 나니 몸과의 상호유기관계를 알게 되었고, 그래서 몸에 관련된 내과, 외과, 산부인과, 신경외과, 정형외과 등을 새로 공부하고 나니 몸 전체의 흐름이 보였습니다. 그리고 인간의 개체를 이해하려고 하니 사람과 사람사이의 상호작용이 중요한 것을 알게 되었고, 여기서 마음이라는 것이 얼마나 중요하게 작용하는지 심리가 무엇인지 정신과와 심리의 각종 마음 관련 책을 섭렵하면서 몸을 공부하고 마음을 공부하니 인간에 대해 좀 더 통찰적으로 접근이 가능하게 되었습니다. 이렇게 알게 된 소소한 깨달음을 독자들과 나누고자 각종 SNS에 매일 올리던 내용들을 독자들의 요청에 의해 책을 제작하는 것을 고민하게 되었고, 그렇게 해서 얼굴과 몸, 그리고 인간관계의 지식의 통합적 이론적인 배경에 성형외과 환자들 또 전국 각지에서 오는 건강에 대한 예방 및 치료를 듣고 싶어 하는 사람들을 위해 시도한 작은 임상경험을 바탕으로 이 책을 출간하게 되었습니다.

혹시라도 정신과 전문의나 심리학과 교수님이 보실 때 저의 미천한 경험으로 인해 오류가 있다면 따로 개인적으로 메일을 보내 주시면 다음 버전에서 책을 펼칠 때 소중한 자료로 쓰도록 하겠습니다.

개인적으로는 이 책을 하루에 단숨에 읽는 것보다 제가 매일 하루에 한 가지씩 올려 이 책을 쓰게 된 것처럼 하루에 한 가지씩을 읽고 그것에 대해 고민해 보시고, 또 사람들과의 관계에서 매일 하나씩 적용해 보신다면 훨씬 더 책이 가치 있게 읽히고 쓰이지 않을까 조심스레 제안드려 봅니다.

저는 어떤 갑작스런 작은 깨달음과 각오로 매일 1mm씩 내 마음의 소나무를 성장시키고 나누기로 마음 먹고 지금도 매일 SNS에 창작물로 만들어 내용을 올리고 있습니다. 매일 아침 수십 편의 글과 논문을 읽어서 작성하는 것이라 쉽지는 않지만 여러분들도 같이 매일 이 글을 읽고 사시사철 푸르고 변함이 없고 한결같이 쭉 뻗는 소나무를 상상하면서 매일 마음이 또 지식이 성장한다고 생각하시면 좀 더 보람된 하루를 보내시지 않을까 생각합니다.

이 책이 나오기까지 저는 수많이 봐 왔던 또는 보지 못한 전 세계 사람들에게 영향과 도움을 받았습니다. 먼저 이 책을 펴냄에 있어서 좋은 책이 되도록 인쇄출판에 신경을 많이 써 주신 군자출판사 장주연 사장님과 기획해 주신 최준호 과장님께 감사드리고, 중학교 때 가르침을 주신 안미영 선생님, 정현숙 선생님, 고등학교 때 가르침을 주신 안창호 선생님, 이상구 선생님 그리고 의과대학에서 성형외과에 관심을 갖도록 가르침을 주신 한기환 교수님, 성형외과 전공의 시절에 잘 지도해 주신 박대환 교수님, 안기영 교수님, 한동길 교수님께 진심으로 감사드리고, 저에게 제2의 인생의 전환점의 계기를 만들어 주신 법륜스님과 정토회 회원 모든 분들께 정말 깊은 감사의 말씀을 드립니다. 가까운 가족 중에서는 인생을 정말 잘 살고있는 여동생 보경이와 물심양면으로 도와주는 매제에게도 감사함을 전하고 싶고, 그동안 별 탈 없이 이 글을 쓸 수 있도록 시간을 허락해 준 아내 이승은과 아들 동하, 딸 은지에게 특별히 고마움을 표현하고 싶습니다. 지금은 하늘에 계시지만 힘들 때마다 늘 저를 마음으로 응원해 주시는 아버님과, 살면서 저에게 가장 많은 영향을 주신 어머님께도 진심으로 감사를 드립니다.

매일 하루에 눈을 뜨고 죽지 않고 살아있는 것에 감사하며, 매일 아침 5시에 일어나 마음 정진을 하고, 매일 적어도 지구에서 굶어 죽고 있을 사람들 중 한 명의 하루 밥값은 기부를 하고, 그리고 이 글을 매일 아침에 올리는 이 일을 매일 하다 보면 언젠간 1mm 성장 소나무가 30년이 되면 알아서 10m 성장 소나무가 되어 다른 소나무를 성장시키고 있지 않을까 생각합니다. 여러분도 같이 성장해 보면 어떨까요?

2023년 10월 23일 진료실에서
김찬우 올림

추천사

저자 김찬우 원장과 인연은 내가 고등학교 재직 중 담임을 맡았을 때로 거슬러 올라간다. 초롱초롱 빛나는 맑은 눈을 가진 그는 수학 수업 시간에도 원리를 파고드는 질문을 많이 하던 학생이었다. 그의 질문은 단순한 호기심을 넘어서, 깊이 있는 이해를 추구하는 열정의 표현이었다. 그때부터 이미 '통찰'의 힘을 기르고 있었던 것이 아닌가 생각한다.

그는 '프롤로그'에서 밝힌 것처럼 인간의 개체를 이해하려니 '마음'이라는 것이 얼마나 중요하게 작용하는지 알았다. 심리가 무엇인지 정신과와 심리 책 그리고 마음 관련 책을 섭렵하면서 몸을 공부하고 마음을 챙겼다. 이렇게 알게 된 소소한 깨달음을 여러분과 나누고자 각종 SNS에 매일 올렸다. 자신의 유튜브 채널 '돈건통'을 통해 의료 정보와 통찰을 공유하고 있으며, 이러한 건강과 성형의 넘버원 내용들이 밑바탕 되어 책이 만들어졌다.

특히, 저자는 '통찰의학'이라는 개념을 강조하며, 단순한 외과적 기술을 넘어 환자의 삶의 질을 향상하기 위한 다양한 접근법을 소개한다. 그런 의미에서 이 책은 의료 전문가뿐만 아니라 일반 독자들에게도 유익한 정보를 제공하며, 건강과 미용에 대한 새로운 시각을 제시하고 있다고 본다.

한편, 저자는 연구와 학술 활동 그리고 다양한 역할 수행에도 왕성한 에너지를 보탰다. 그는 미국, 벨기에, 두바이 등 서양과 중국, 인도네시아, 대만, 필리핀 등의 동양에서 열린 성형 분야 국제 학술대회에 초청되어 발표를 여럿 했다.

특히, 돌출눈 수술과 관련된 연구와 임상 경험을 공유하며, 최신 수술 기법을 소개하였다. 국내외 학술지에도 39편 이상의 논문을 발표하였으며, 미국 코 성형 교과서의 일부 챕터를 집필하기도 했다.

그리고 얼굴 분석자 발명(특허: 10-2011-0029644) 등 다양한 연구 활동을 통해 성형외과 기술 발전에 크게 기여해 왔다.

또 피노키오메디칼의 대표이사로서 경영 능력을 발휘하고 있다. 이 회사는 성형외과 관련 의료 기기와 제품을 개발하고 있으며, 김 원장님의 전문 지식을 바탕으로 혁신적인 제품을 선보이고 있다. 아울러 미국, 독일 등 국제적 인지도도 높고 통찰마음, 통찰의학, 통찰음식, 통찰환경 등의 온라인 강의를 통해 지식을 나누고 있다. 유튜브 채널을 운영하며 대중에게 유익한 정보를 제공하고 있다. 이러한 자비 봉사 활동을 통해 성형외과 분야에서의 전문성을 인정받고 있다.

몇 년 전에 원장 제자가 "선생님 잘 지내십니까? 부끄럽지만 조그맣게 달성한 게 있어 선생님과 공유하고 싶어 보내드립니다."라며 통찰의학 채널 돈건통 영상 카톡을 보내왔다. 식물에 비유해 탈모의 원리와 예방 방법을 소개하는 것이었다. 처음으로 돈건통의 존재를 접했으며 그의 인성을 느낄 수 있는 대목이다.

법구경(法句經)에 "계행(戒行)과 통찰력을 갖추고 진실을 말하고 바르게 행하여라. 자기의 의무를 다하는 자는 이웃의 사랑을 받게 되리라."라는 말이 있다.

평소 이를 잘 실천하고 있는 저자의 심성으로 보아선 《통찰의학 마음편》 책은 심리학과 의학의 융합을 통해 환자의 심리적 상태와 신체적 건강을 통합적으로 이해하고 치료하는 혁신적인 방법을 서술하고 있다고 믿어 의심치 않는다.

책 속에는 나로부터 비롯되나니 용서의 중요성과 그것이 마음의 치유에 미치는 영향을 설명한다. 용서는 단순히 다른 사람을 용서하는 것뿐만 아니라, 자신을 용서하는 과정도 포함된다. 현재 순간에 집중하고, 과거의 후회나 미래의 불안에서 벗어나 현재를 충실히 살아가는 방법도 제시하고 있다. 저자는 이러한 메시지를 책에 여러 쪽에

걸쳐서 강조하여 적고 있다.

우리는 일상에서 끊임없이 경쟁하며 살아간다. 가까이서 보면 서로 이득을 챙기기 위해 치열하게 싸우는 것처럼 보이지만, 멀리서 보면 우리는 서로 돕고 살아가고 있다. 욕심으로 보면 경쟁에서 이기기 위해 죽고 죽이는 것처럼 보이지만, 감사한 마음으로 보면 각자의 능력을 발휘해 서로 돕고 있다는 것이다.

책 끄트머리 '99mm 성장 소나무'에 언급된 숫자 1의 통찰적 의미를 통해 '우리는 그리고, 지구는 하나'라 외친다. 숫자 1은 모든 존재가 하나의 근원에서 비롯되었다는 의미를 지닌다. 이는 모든 존재가 서로 연결되어 있으며, 너와 나의 세포 하나하나가 지구를 통해 우주와 연결되어 있음을 알고 지구를 아끼는 것이 나를 아끼는 것임을 강조하고 있다. 이는 새로운 시작과 무한한 가능성을 상징하며, 모든 창조의 출발점을 나타낸다. 따라서 숫자 1은 가능성과 모든 시작을 상징하기도 한다.

여기에다가 법륜스님의 '마음 챙김 명상'과 '팔정도'를 통해 환자의 아픔과 수술을 이해하고자 하는 저자의 새로운 접근법은 많은 독자에게 건강한 삶을 유지하는 도움을 줄 것이다.

이제 저자는 뛰어난 성과를 이루어낸 성형외과 의사로서, 그 통찰력과 열정을 바탕으로 독자들에게 희망과 변화를 선사하며 큰 영감을 주리라 믿기에 의욕적으로 이 책을 권해드립니다.

《제주, 어떻게 살았니꺼?》, 《마음도 커가는 손주들의 성장 앨범》 저자
안 창 호

추천사

뜨겁게 달아오른 아스팔트 위에 연신 물을 뿌려대는 살수차 풍경이 익숙한 여름 한 낮에 김찬우 원장님을 만났습니다. 오전에 수술을 끝내고 허겁지겁 서둘러 약속 장소에 오느라고 이마에는 땀이 흥건하고 입술은 바싹 말라 있었습니다. 이름난 성형외과 의사라는 명성에 비해 아주 겸손하고 예의바르고 사랑스런 분이었습니다. 자신이 하는 모든 일에 긍지를 가지고 최선을 다하는 모습이 신선하고 아름다웠습니다.

아침 5시에 일어나 명상의 시간을 통해, 100일의 동안 100가지의 주제로 글을 쓰면서, 하루에 1mm씩 소나무를 키워 이제 100mm까지 정성스레 키웠다고 했습니다. 이 소나무는 쑥쑥 자라지 않고 하루에 1mm 씩 키가 자랍니다. 어떻게 보면 답답하고 지루할 수 있는 과정으로 보일 수 있습니다. 이탈리아 동화 피노키오가 생각납니다. 작은 소나무로 만든 나무 인형이란 뜻을 가지고 있지요. 피노키오 메디컬대표이기도 한 작가는 키 작은 소나무를 키우며 소망을 키워갑니다. 30년까지 키워낼 작정이라고 하니 그 열정과 인내에 가히 찬사를 보냅니다.

꿋꿋하지 않고는 이룰 수 없는 일이라고 생각합니다. 유명한 의사이자 유튜버이고 또한 자녀를 키워내는 가장으로서, 끊임없이 인간적인 약점과 모순에 대해 고민하고, 번민하고, 어쨌든 마음을 탁하게 하는 온갖 집착과 두려움을 도려내려고 노력하는 과정이 고스란히 글에 담겨있습니다. 스스로 깨어있으려는 노력은 마치 도인이나 종교인의 그것과도 같았습니다. 바쁜 일정을 살다보면 자신을 되돌아보거나 충전하는 기회가 적을 수밖에 없고, 심성은 혼탁해지기 쉽지만, 정토회 회원으로 매일 자신을 수련한 과정을 기록한 수련서이기도 합니다. 자신의 욕망을 부끄러워하고 미안해하고 자신이 겪은 과정을 한 토막의 명상록으로 역어낸 그를 만난 것이 제게는 또 하나의 소중한 인연이라고 생각합니다. 그가 살아가고 또 앞으로 살아낼 날들의 관객이 된 것을 감사하게 생각합니다.

저는 매일 저를 찾아오는 내담자를 정신 치료하는 일을 하는 정신과 의사입니다. 현대인들은 생존하는데 치우쳐 있어서, 고통에 잘 적응을 하지 못하고 감정 에너지는 소진되고 자기 효능감에 의심을 느끼며 어디론가 실종되고 싶다고 하는 분들을 많이 만납니다. 열심히 살아와서 번아웃된 사람들입니다. 우리는 여유나 행복감을 갈구하지만 행복의 단꿈은 비눗방울처럼 사라져 버리고 공허함을 쉽게 느낍니다. 어딘가에 있을 행복을 찾아 또 치열하게 뭔가 하려고 합니다.

이런 분들에게 김찬우 원장의 통찰의학- 마음편을 권하고 싶습니다. 그의 글은 솔직하고 생동감이 있어서 가슴에 더 와닿습니다. 그는 스트레스가 자신을 짓누르고 불행하다는 생각이 든 마흔 언저리에서 인생의 전환점을 맞았다고 고백합니다. 아마도 감히 짐작할 수 없는 마음의 고통으로 힘들었을 테지요. 스트레스가 엄습할 때 술에 취하거나 마약이나 게임 중독 등 잘못된 보상 회로로 빠지는 경우가 많지만, 그는 삶의 갈림길에서, 따스한 체온을 유지하면서 긍정적인 세계로 발을 들여놓았습니다. 그의 진솔한 고백에 저도 힘들었던 시절이 떠올라 눈물이 났습니다.

그의 실천적이고 깊이 있는 내적 세계에 또한 놀랐습니다. 서로 돕고 연대하며 고통도 나누고 기쁨도 나누며, 살아가다보면 희망의 불빛은 타오를 것이라는 세계관을 지녔습니다. 이번 8월에는 필리핀 의료봉사를 통해 자신의 가치관을 실천하는 이 작은 거인에 대한 경외심까지 생겼습니다. 그의 유튜브나 SNS 글들을 읽어보면서 젊음의 호기어린 단발성의 행동화가 아니라, 세월의 돛단배를 타고 유연하게 시간을 가르며 하루에 1mm의 소나무를 키워가는 꿋꿋함은 누구도 쉽게 흉내내기 어려운 일입니다. 이 순간에도 그는 우리들 마음의 정원에 나무를 심고, 그 나무에 귀여운 솔방울이 자라나도록 물을 주고 있을 것입니다.

성형외과 의사이면서 마음의 세계에 대한 깊은 성찰을 하고 있습니다. 성형외과는 외적인 고민과 문제를 다루는 분야라면, 정신과는 마치 물속에 잠겨있는 거대한 빙산처럼 보이지 않는 내적인 분야를 다루는 점에서 서로 대척점에 있다고 생각하기 쉽지만, 그는 겉과 속은 결국 같은 문제이며 외모도 열등의식의 결과이며 모든 외관적 고통도 마음을 다루어야 한다는 걸 지적했습니다. 참 놀랍고도 경험주의에서 나오는 분명한 결론이지요.

우리는 매일 마음이란 단어를 사용합니다. 마음이 아프다, 마음 상했다. 등의 말을 자주 사용하지만 마음에 대해서 사실 관심을 크게 가지지 않고 살아가는 분들이 많습니다. 보름달을 쳐다보면서 문학가들은 달나라 옥토끼가 방아를 찧는다고 하고, 과학자들은 달을 직접 탐사하고 우주선도 보내서 옥토끼가 사는 게 아니라 지구와 비슷한 지형을 가진 행성의 실체를 모두 알아버렸습니다.

과거에는 정신병이 있는 사람은 귀신 들린 것으로 보고 굿을 하거나 제사를 지내고 귀신을 쫓는다고 매질을 하여 사람의 목숨이 위험한 경우가 비일비재했습니다. 그러나 최근에는 뇌신경학자들이 뇌에 대해 오랜 기간 연구를 하여, 뇌가 어떤 구조와 기능을 하는지 상당히 많이 밝혀냈습니다. 정신병은 귀신병이 아니라 전두엽의 도파민이 증가하여 나타나는 사고장애의 대표적인 상태라는 걸 알게 되었습니다. 마음의 세계는 더 이상 미스테리로 남아있지 않고 한그루의 나무를 키우듯이 정진해 나가면 평온함에 이를 수 있다고 작가는 꿰뚫고 있습니다. 마음에 대해 연구는 정신과 영역이라고 생각했는데, 성형외과 의사로서 마음에 대해 이토록 깊은 이해에 깜짝 놀랐습니다.

총론의 마음의 개념과 정의에서, 마음을 구 안에 위치한 진자에 비유하고 있습니다.

마음은 수도 없이 움직이는 진자와 같고, 추가 한 곳에 달라붙어 고착되면 집착에 사로잡혀 있음을, 때론 자극에 흔들리지만 크게 요동하지 않고 맑은 방향으로 나아가는 방법을 제시하고 있습니다.

과거는 이미 역사 속으로 사라지고 끝난 일들이라고 머리로는 알지만, 세월이 흘러도 잊지 못하고 힘들어하는 분들이 있습니다. 내게 상처 준 사람이 사과만 한다면, 내 병이 다 나을 것이라고 집착하고, 젊은 시절 남편이의 외도로 수년이 흘러도 고통은 진행형인 분들이 있습니다. 삶이 얼마나 힘들까요. 아직도 지금 일어난 일인 줄 착각하는 뇌에게 김찬우 선생님의 이 책을 읽어주고 싶습니다.

저자의 상처받은 마음에 대한 해법을 제시해주는 간결하고 명료한 글에 많은 분들이 위로를 받을 수 있을 것으로 생각됩니다.

어렵고 복잡한 마음 다스리는 방법으로 저자는 봉사와 기부 그리고 명상을 추천하고 있습니다. 저자는 실제로 수많은 해외 의료 봉사 활동을 펼치고, 명상과 수행을 통해 마음의 소나무를 키워가는 정진을 실천하고 있습니다. 말이 곧 행동으로 이어지는 진심어린 분이었습니다.

이 책에서는 모든 사람은 연결되어 있으며, 스스로 남과 연결되기 위해 자기의 몸과 마음을 써서 남에게 도움을 주려고 노력하는 것을 자발성이라고 설명하고 있습니다. 타인을 기꺼이 도우려고 하는 자발성이 커지면, 시련이 오더라도 잘 극복할 수 있고, 옹졸한 마음의 그릇을 키워가는 유일한 방법이라고 말하고 있습니다. 매일 명상으로 자신과 연결되고, 봉사를 통해 남과 연결되어, 자신도 남도 같이 살려보려는 지혜, 눈치 보지 않고 기꺼이 감당하는 자발적 봉사에 경외심마저 들게 됩니다.

시인 존 던은 '누구를 위하여 종을 울리나' 라는 시에서 이렇게 썼습니다.

누구든 그 자체로서 온전한 섬은 아니다.

모든 인간은 대륙의 한 조각이며, 전체의 일부이다.

정신의학은 몸과 마음의 교차 지점에 있다고 할 수 있습니다. 몸 따로 마음 따로가 아니라 신체와 정신은 하나입니다. 사람의 건강에 대해 알려면 신체뿐 아니라 그 사람의 성격이나 이전 경험, 정신건강 등을 알아야 합니다. 정신건강은 신체 건강을 관장하는 컨트롤 타워 같은 역할을 하고 있습니다. 통찰의학-마음편은 마음의 이런 유기적 관계를 잘 설명하고 해법을 제시하고 있어서 많은 분들에게 마음의 지침서가 될 것 같습니다.

마음과 마음 정신 건강의학과 원장 **김 성 미**

추천사

인간의 심리 상태나 정신영역은 인체의 각 기관에 많은 영향을 줍니다.

서로 관계가 없어 보이는 정신영역과 신체영역 사이에도 흐름이 존재하고 이것이 의학 분야의 세부적인 각 과의 질병을 치료하는데 중요한 요소가 됩니다.

인체는 모두 유기적으로 연결되어 몸의 여러 기관들이 서로 영향을 주고 영향을 받고 심리상태나 정신영역도 영향을 끼치므로 우리 몸을 하나의 유기체로 인식하는 것이 중요합니다.

심리나 정신 영역은 형이상학적인 분야라 매우 세분화된 형이하학이고 응용과학인 의학 그것도 임상의학인 각과 전문의들이 잘 알기 힘듭니다.

그래서 인체의 유기적인 항상성을 유지시키고 거시적이며 통찰적인 방법으로 인체 전체를 바라보는 것이 중요합니다. 인체의 부분적인 치료에 목적을 두지 않고 서로 연결되어 있는 딴 기관과의 관계와 심리상태와의 관계도 생각하여 몸과 마음의 병을 근본적인 원인을 치료하고 변화시키는 것이 중요합니다.

통찰의학은 단순한 과학적인 의학적 지식이 아닌 환자 개개인이 갖고 있는 심리 상태나 정신상태까지 파악하여 눈에 보이는 것뿐 아니라 보이지 않는 것까지를 찾아내어 근본적인 치료를 할 수 있는 힘을 기르는 것입니다.

저자는 응용과학인 의학 중에서도 외과의 세부 분야인 성형외과 전공자로 일찍이 인체의 유기적인 상호 영향과 심리, 정신 관계를 생각하여 자기 전공이 아닌 딴 분야를 성형 분야와 접목시킨 유일한 의사입니다.

이 책에서는 딴 책에서는 볼 수 없는 전공분야와 타 분야를 연결하였을 뿐만 아니라 정신영역까지도 연결하여 거시적으로 신체적 및 정신적 건강 및 행복을 통찰할 수 있는 내용이 담겨 있습니다.

건강한 몸으로 행복한 인생을 살기 위해서는 몸과 마음을 같이 통찰해야 한다는 단순한 진리가 이 책의 핵심적인 내용입니다.

이러한 관점에서 이 책은 세분화된 의학의 맹점을 파악하고 인체 전체를 통찰하여 정신 및 신체 상호적인 관계를 살펴 병을 근본적으로 치료할 수 있는 미래 의학의 지표로 삼을 수 있는 좋은 책으로 생각됩니다.

환자의 심리를 잘 파악하여 치료에 임해야 하는 의사 한의사 치과의사들뿐 아니라 의료에 종사하고 있는 간호사 물리치료사 방사선사 등 모든 의료인들에게 필요한 책이고 일반인들에게도 자기의 몸과 자기 심리 상태를 유기적으로 파악할 수 있어 정신 건강관리에 매우 유익한 책으로 사료됩니다.

저자는 성형 수술 뿐 아니라 하면서 수술 부위 주위의 여러 기관과의 관계 그리고 성형 수술하려는 환지의 심리와 정신적 문제까지 통찰하여 개인의 진정한 행복까지 책임져 주려는 수많은 노력이 이 책에 숨어 있습니다.

이 책에는 눈에 보이는 현상의 이면을 들여다보고 변하지 않는 것, 숨겨진 중요한 것, 변화의 원리, 행복의 비결을 찾을 수 있는 내용이 들어 있어 모든 이들의 영육간의 건강을 위해 이 책을 꼭 읽어 볼 것을 권합니다.

마지막으로 저자는 많은 구독자를 가진 유튜버로 유튜브에도 돈건통 등 통찰의학에 관한 내용이 있기는 하지만 모두 단편적으로 흩어져 있어 모두 다 찾아보기가 쉽지 않았습니다.

이 책에는 통찰의학에 관한 내용을 모두 수합하여 단행본으로 묶어 일률적으로 보기 쉽도록 편집되어 독자들에게 많은 도움이 될 것으로 생각됩니다. 이 책을 통해 조금이나마 괴로움에서 벗어나고 삶이 가벼워지고 생기가 솟아나기를 빌어봅니다.

대구가톨릭대학교 성형외과학교실 명예교수 **박 대 환**

저자 **김찬우**

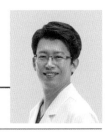

대구 계명대학교 의과대학 졸업
대구동산병원 인턴 수료
대구가톨릭병원 성형외과 레지던트 수료

◆

서울아산병원 성형외과 전임의 수료
대만장궁병원 성형외과 전임의 수료
미국 악안면 성형외과(ASMS) 전임의 수료
독일 AO 성형외과 전임의 수료
대구가톨릭병원 성형외과 과장 역임

◆

의사 면허증 취득
성형외과 전문의 자격증 취득
의료경영학 석사 취득
성형외과 박사 취득

◆

현, 대구에필성형외과 원장
현, 피노키오메디칼 대표이사
현, 유튜브 '돈건통' 운영 유튜버
현, 통찰마음, 통찰의학, 통찰음식, 통찰환경 온라인 강의 중

문의: efilkorea@gmail.com
참고: youtube 돈건통(돈안들이고 건강해지는 통찰의학)

삽화가 장기환(張基煥)
대구보건대학교 치기공학과 교수
대구보건대학교 마이스터대학 석사과정 기술지도 교수
Photopainting Artist(포토페인팅 아티스트)
Photographer(사진작가)

총론

각론

통찰의학

-마음편-

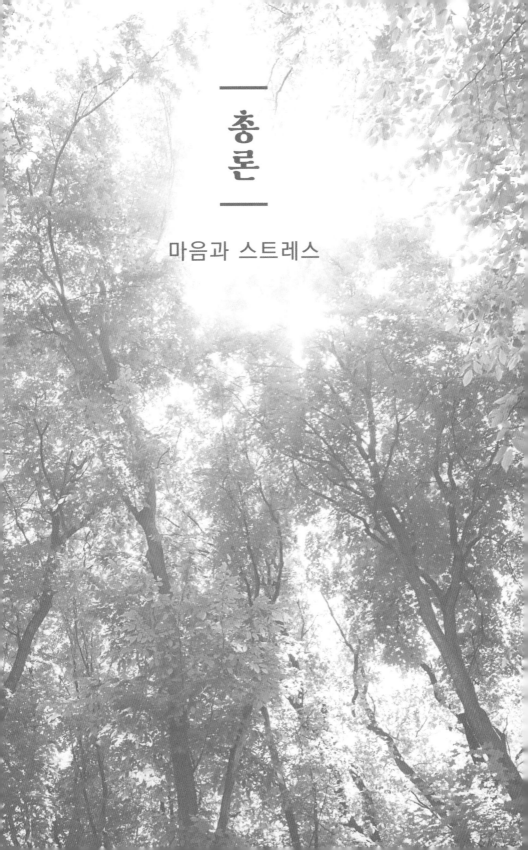

총론

마음과 스트레스

————————통찰의학 마음편

마음의 개념과 정의

　　마음이란 인간의 정신적 작용 중 총체적 집합을 말합니다. 그중 감각기관을 통해 외부자극이 들어왔을 때의 일어나는 정신적 작용 즉 반응이 일어나는 것이 마음 작용 중 하나입니다. 인간의 정신작용은 5가지가 있습니다. 인식작용, 생각작용, 감정작용, 의도작용, 자각작용이 있습니다. 인식작용은 후두엽에서 시각을 메인으로 인식을 하고, 생각은 측두엽의 기억을 전두엽의 판단으로 하고, 감정은 변연계에서 작용을 하고, 의도작용은 전두엽에서 일어나고, 자각작용은 두정엽에서 일어납니다. 이중 마음은 큰 의미로는 정신적 작용의 총체적 집합을 뜻하기도 하고 협소하게는 무의식에 해당하는 부분만을 말하기도 합니다. 이런 마음은 마치 투명한 구 안에 있는 진자와 같다고 보시면 됩니다. 구 안의 밝기나 투명도는 시시각각 변하여 어두워지기도 하고 탁해지기도 합니다. 진자라는 것은 그 특성이 계속 움직이는 추라서 마치 파도처럼 잔잔하기도 하고 거칠게 몰아치기도 합니다. 실제로 마음에 닿는 정보와 과거의 정보인 기억 때문에 한결같을 수 없게 됩니다. 즉, 마음은 수도 없이 계속 움직입니다. 투명한 구의 표면에는 자기장이 흐르는 것처럼 진자는 자꾸 표면으로 달라붙으려고 합니다. 진자가 표면에 달라붙어 다른 무엇에도 반응하지 않고 확고히 자리잡을 때, 마음은 집착에 사로잡혀 있다고 표현됩니다. 그러나 진자는 움직이므로 표면 끝까지 올라갔다면 반대쪽으로 올라간 만큼 밀려 내려오기 마련입니다. 즉 올라가는 즐거움이 있으면 반드시 내려오는 괴로움이 동전의 양면처럼 따라붙게 됩니다. 이런 진자가 붙으려고 하는 구 표면의 한 점이 사람들의 목표하고 추구하는 이상이 됩니다. 즉, 한 점을 본인이 정한 분야의 최고봉으로 보고 부단히 닿으려고 애를 쓰는 과정에서 마음의 진자 운동에서 큰 폭의 낙차가 생깁니다. 그러니 높이 올라갈수록 극단으로 치닫는 형국이고 이것이 괴로움을 창조하는 과정이 됩니다. 왜냐하면 올라간 것은 내려오기 마련인데, 우리 마음은 그 곳에 계속 머무르려고 하기 때문입니다. 현대 세상은 자본주의를 바탕으로 이루어져 있고 자본이라는 돈을 위해서 세상의 분야가 전문화, 세분화되어 가고, 각각의 첨예한 분야로 1등만 살아남는 경쟁의 피라미드로 되어 있어 각 구의 표면의 첨예한 부분으로 전문화를 더해서 더 큰 자본을 만들려고 애를 쓰고 있습니다. 그러다 보니 통합과 융화가 어렵고 분열이 되기 쉽고 소통이 되기가 어려워지고 경쟁은 치열해지고 마음은 더 극에 달하는 것을 자본주의에서는 돈을 아래에서 위로 끌어오는 구조로 좋게 보기 때문의 극한의 즐거움을 점점 더 추구하는 모양이 됩니다. 한 곳을 깊게 파는 것은 독파하기에는 좋을지 모르나 시야가 좁아질 수 있고, 타인과의 관계함에 소통의 걸림돌이 될 수도 있으며, 심지어 경청하는 자세까지도 잃을 수 있습니다.

마음이 구의 표면에 붙으려는 진자 운동이 크게 일어나지 않도록 자극에 영향을 덜 받아 좀 덜 움직이고 맑아지는 방향으로 나아가야 합니다. 즉 마음의 추를 구의 표면으로 가져가는 것은 더 큰 마음의 요동이 일어나고 심리 불안이 유발되므로 마음의 추를 중심 쪽으로 가져가는 것이 마음의 요동을 줄이고 심리 안정을 도모하는 것입니다. 그렇다고 마음의 추를 완전 중앙에 흔들림 없이 멈추게 할 수는 없습니다. 마음은 늘 움직이는 것이라 다만 주위 자극에 영향을 덜 받도록 파동이 적어지도록 하는 것이 마음을 안정화시키는 작업입니다. 그리고 진자를 싸고 있는 구가 탁할 수록 마음이 어두워지고 구가 투명해질수록 마음이 맑아집니다. 그래서 마음은 안정되고 맑아지는 방향으로 구는 투명해지도록 햇빛(파장)과 맑은 공기(기체)와 깨끗한 물(액체), 청정한 땅에서 나온 청정한 음식(고체)으로 마음을 맑게 하고, 시각, 청각, 후각, 미각, 촉각의 오감각의 문을 가급적 닫아서 정보의 자극을 줄이고 감각의 차단, 생각의 차단, 동작의 차단인 명상을 자주 하여 마음을 안정화시켜야 합니다. 즉 마음이 편안하기 위해서는 자본주의 경쟁은 엄청난 방해물이 되고 마음이 괴롭지 않으려면 구 표면으로 가는 것이 아니라,

공간적으로 구 중앙으로 가도록 몸과 마음의 방향을 갖추고, 오감각 자극과 생각의 자극으로부터 몸과 마음의 속도를 줄이고, 시간적으로 마음이 오염되지 않도록 깨끗한 기체, 액체, 고체, 파장으로부터 에너지를 받아 몸과 마음의 맑기를 갖춰야 합니다. 그럴려면 마음의 특징을 알고 방도를 행해야 합니다.

마음의 7가지 특징

1. **비가시성**(Invisible) - 마음은 눈에 보이지 않지만 분명 존재합니다. 마음은 눈에 보이지를 않습니다. 형태가 있지도 않고 색깔이 있지도 않습니다. 그러나 분명 존재는 합니다. 그러면 어떤 것들이 이런 류일까요? 기, 에너지, 파장, 방사선 등이 이런 류에 속하게 됩니다. 눈에 보이지 않는다고 존재하지는 않다고 말할 수 없습니다.

2. **비물질성**(Nonphysical) - 물질이라면 물리적 특성을 지녀 잴 수 있겠지만, 마음은 물질이 아니라서 그러한 강도, 점도, 열성, 비열점, 모양, 색깔 등 물리적 특성이 갖춰지지 않습니다. 따라서 색이나 모양, 크기 마저도 모두 제각기 다릅니다. 마음은 어떨 때는 어두웠다가 어떨 때는 밝아지기도 합니다.

3. **운동성**(Movable) -마음은 항상 죽 끓듯이 움직입니다. 마음은 한결같을 수 없음을 알아야 합니다. 마음의 작용은 외부의 대상에 감각기관이 작용하고 거기에 따라 생각기관과 감정기관이 작용하고 무의식 기관이 작용을 하므로 외부 대상이 늘 바뀌기 때문에 그리고 사람은 움직이므로 움직이는 공간이 늘 바뀌기 때문에 마음이 같을 수가 없습니다. 그러나 마음은 한결같아야 한다는 어렸을 때부터의 어른들의 얘기들이 오히려 옥죄는 양상을 만들게 됩니다. 마음이 한결같을 수 없다는 불가능함을 알고 이리저리 움직이는 마음을 받아들여야 합니다.

4. **활력성**(Energetic) - 마음에는 에너지가 있습니다. 이 에너지는 마음의 밝기로 표식이 됩니다. 그 움직임을 잘 살펴보면 괴로움에서 벗어날 수 있는 단초를 발견할 수도 있습니다.

1) 마음의 밝기

앞서 마음에도 혼탁도가 있다고 말씀드렸습니다. 마음의 밝기가 모두 다른데, David Hodkins 박사는 저서<의식혁명>에서 이를 14단계로 나누었습니다. 자만심(교만)에서 어두운 마음이 시작됩니다. 에너지 수준이 더 낮아지는 그 다음은 분노, 슬픔, 두려움 등의 순으로 더 어두워지고 자기를 비난하는 자책에 이릅니다. 가장 어두운 상태는 수치심입니다. 실수에 대해 부끄러운 상황이 발생했을 때 드러납니다. 극단의 어두운 상태는 성수치심으로 성희롱, 성추행, 성폭행 때문에 생긴 상태로 치료도 어렵고 당사자에게도 크나큰 상처로 남게 됩니다. 밝아지는 방향으로 가자면, 자만심에서 한 단계 밝아진 것이 바로 용기입니다. 할 수 있겠다는 마음가짐이 바로 용기이고 더 나아가 수용의 단계에 들어가면 다른 사람의 견해도 받아들일 수 있는 상태가 됩니다. 그 다음은 상대방의 입장에서 생각할 수 있는 이해의 단계이고 품을 수 있는 사랑의 단계까지 이어집니다. 더 나아가면 평화가 되겠고, 모든 것을 더 수용하는 것이 자비에 해당합니다. 에너지 수준이 가장 높은 단계는 깨달음이고 이는 영적 완성자의 단계입니다. 마음의 문을 열기 시작하는 단계가 바로 용기(에너지 수준200)이며 그 문 바로 뒤는 자만심으로 마음이 어두워지기 시작하는 곳입니다. 우리, 인류가 나아가야 할 의식수준이 펼쳐져 있는 곳으로 문을 열고 밝은 마음의 의식으로 가야 하겠습니다.

2) 마음의 밝기 조정

마음이라는 것은 열고 닫을 수 있습니다. 그것이 무의식일수도 있고 의식일 수도 있지만, 분명 마음은 우리의 의지대로 여닫을 수 있습니다. 마음을 열면 마음 밝아지고 마음을 닫으면 마음이 어두워져서 열고 닫음으로 마음의 밝기를 조정할 수 있습니다. 의식적으로 밝기를 조정할 수도 있고 무의식적으로 밝기를 조정할 수 있는데 무의식적 밝기 조정이 의식적 밝기 조정보다 훨씬 더 강한 힘을 가지고 있습니다. 외로움과 두려움이 마음이 어두울 때 생기는 심리 중 하나입니다. 두려움은 상대방이나 환경의 정보에 어두워 자기를 해할 수 있다는 느낌이 있을 때 생기는 심리이고, 외로움은 상대방이나 환경에 관계없이 스스로 고립이 되어 연결이 안 되어 있다는 심리입니다. 즉 부부가 같이 있더라도 등을 돌리고 자면 외로움을 느끼는 것이지요. 이런 심리는 여성에게 더 자주 발생할 수 있는 이유는 생리로 인한 호르몬 변화가 생겨서 그렇습니다. 가임기가 끝나갈 무렵 또는 배란이 끝나갈 무렵 외로움이라는 심리가 더욱 크게 일어나서 상대 이성을 빨리 찾아서 배란되려는 난자를 정자와 만나게 하려는 심리가 발동하게 됩니다. 그러나 생리가 끝나게 되면 언제 그랬냐는 듯이 이런 외로움은 곧 사라지고 다시 찾아오게 됩니다. 이런 마음의 밝기를 스스로 알아차리면 용기를 내어 상대방의 의견을 받아들여 좀 더 밝게 조정이 가능할 수 있습니다.

- 마음의 밝기 도표 -

의식의 밝기	700~100	600	540	500	400	350	310	250	200
의식 수준	깨달음	평화	기쁨	사랑	이성	포용	자발성	중립	용기
의식의 밝기	175	150	125	100	75	50	30	20	
의식 수준	자존심	분노	욕망	두려움	슬픔	무기력	죄의식	수치심	

5. **인식성**(Knowable) - 대상을 알 수 있는 힘-관심을 두면 그 성상을 점차 알게 됩니다. 마음은 어떤 대상을 알려고 마음을 먹으면 아무리 크든 작든, 아무리 가까이 있든 멀리 있든 알 수가 있습니다. 아무리 작은 바이러스도 전자 미세현미경으로, 분자, 원자, 소립자, 쿼크 등 미시세계도 알 수 있으며 아무리 멀리 있는 행성도 실제 보이지 않아도 거시세계도 여러가지 시그널로 알 수가 있습니다. 마음만 있다면 대상을 알 수 있게 되는 신기하지만 당연한 마법 같은 진실이 있습니다. 사람도 마음을 두면 가족보다 더 자세히 알 수가 있고 마음만

두지 않고 회피하면 완전히 남이 됩니다.

6. **표현성**(Expressible) - 표현을 통해 마음을 전달할 수 있습니다. 마음의 진정한 묘미는 마음을 나누는 표현입니다. 그 속마음을 표현함으로써 상대방이 알 수가 있지 표현을 제대로 하지 않으면 어떤 마음을 가지고 있는지 쉽지가 않습니다. 얼굴의 밝기, 눈의 밝기 등으로 지레짐작을 할 수는 있지만 마음을 표현하는 것은 눈의 밝기, 얼굴의 밝기, 생기, 몸의 움직임 등으로 밝아지고 어두워짐을 표현할 수 있고 가장 마음을 제대로 표현하는 것은 말로 전달하는 것입니다. 이런 마음의 표현을 하는 것에 따라 상대방이 영향을 받을 수 있습니다. 그래서 마음은 전염이 되기 쉬울 수 있고 영향을 받을 수 있게 됩니다.

7. **전달성**(Commnicable) - 마음은 소통을 할 수 있습니다. 눈을 통해, 얼굴의 밝기를 통해, 말을 통해, 몸짓과 행동을 통해 자기 마음을 전달할 수 있습니다. 이렇게 눈을 통하거나 말을 통해서 마음이 전달되면 뇌하수체에서 옥시토신(oxytocin) 호르몬이 나오고 전달이 되지 않고 무언가 불통이 되면 부신에서 콜티솔(cortisol)이 나와 자기방어를 하게 됩니다. 상대방이 표현을 한 것을 나의 오감각으로 받아들여 나의 동작이나 말, 또는 얼굴의 표정 등으로 나타내는 것을 반응이라고 합니다. 즉 물론 반응이 없어도 전달이 되었을 수 있지만 일반적으로 반응이 있다면 긍정적이든 부정적이든 전달이 되었다고 볼 수 있습니다.

심리: 마음의 작동원리

　　마음의 작동원리를 알기 위해서는 심리를 살펴볼 필요가 있습니다. 각 마음을 작동할 때 심리를 쓰게 됩니다. 심리는 감각으로 대상을 인식하고 받아들이는 인식심리, 생각하고 기록해주는 기억심리, 몸으로 드러내는 표현심리가 있습니다. 휴대폰에 비유해 본다면, 기판의 센서가 인식에 해당하고, 하드디스크나 렘이 기억심리가 될 것이며, 휴대폰의 진동현상, 모터, 빛이나 소리가 나오는 부품을 표현심리라고 할 수 있습니다. 여기서 휴대폰의 기판이 바로 마음에 해당됩니다. 외부정보를 인식하는 신경들이 있고, 이 정보들이 뇌의 해마(hippo-campus)에 그 인상들이 저장되고, 팔 다리의 운동으로 표현이 되니 결국 마음은 몸을 떠나서는 존재할 수 없습니다. 현재 인식되는 정보와 쌓인 경험인 기억이 다르니 당연히 결과치가 달라집니다. 그래서 마음은 늘 변화하고 같은 마음인 사람이 없고 모두 다릅니다. 이것이 가장 중요한 마음의 작동원리입니다.

괴로움: 부정적 마음, 괴로움의 정의와 발생기전

넓은 의미의 괴로움

괴로움이란 무엇이고 왜 생기는가? 고통, 스트레스, 편안하지 않은 상태, 즉 부정적 마음 상태를 통칭하는 용어입니다. 괴로움은 좁은 의미로 스트레스 넓은 의미로 괴로움, 고(苦)라고 할 수 있습니다. 이러한 괴로움은 부정적 마음이며 이 부정적 마음을 덮기 위해 인간은 즐거움이라는 껍질을 사용하여 괴로움을 덮게 됩니다. 그러나 즐거움의 사용시간은 한정되고 즐거움을 유지하기 위해 시간과 노력과 비용이 엄청나게 들지만 결국은 소멸되고 즐거움이 소멸이 되었을 때 괴로움이 생기며 더 큰 즐거움으로 덮었을 때 더 큰 괴로움이 생깁니다. 그러면 이런 괴로움은 왜 생기는 것일까요? 이러한 괴로움이 생기는 이유 중 처음은 집착때문에 생깁니다. 하나의 행동을 했는데 기분이 좋아져서 같은 행동을 하게 되어 같은 행동의 쌓인 습관이 모인 것이 중독이 되고, 중독은 집착이 되어 있는 상태로 나타나 이것이 괴로움으로 드러납니다. 즉, 무언가에 꽂히는 상황이 부정적 마음을 만들게 됩니다. 움직이고 변화하는 게 자연스러운 이치인데, 어디에 꽂혀 마음을 고정하려는 의도가 생겨 원하는 대로 되지 않았을 때 불편하고 짜증나는 상황이 생기게 됩니다. 그렇다면 집착은 어디에서 생기는 것일까요? 집착은 탐욕으로부터 기인해서 생깁니다. 탐욕은 지나친 욕심을 말하며 지나친 욕심은 지나친 유쾌한 자극으로부터 생깁니다. 유쾌한 자극은 이익에 따라 움직인 것이 아니라 기분에 따라 움직이는 무지에서 생긴 것입니다. 이런 어리석음에서 대상의 본질을 이해하려 하지 않고 대상에서 나오는 자극만을 따져서 유쾌한 자극이 나오면 좋아하고 불쾌한 자극이 나오면 싫어하는 대상의 단면만을 보는 것에서 기인합니다. 그래서 예를 들어, 담배를 피우는 상황을 보자면, 담배의 본질을 이해하려 하지 않고 담배연기의 자극에서 좋은 느낌이 있으면 경험을 가지고 담배 연기 냄새가 나면 실제로 담배를 사서 불을 붙여 피우게 되는 것입니다. 느낌은 과거의 기억과 현재의 인식이 합쳐져 순간의 수(受)를 형성합니다. 수를 이루는 느낌은 육입(六入)을 통해 형성됩니다. 인식체계는 5감각, 기억은 생각을 말하는 것으로 생각과 5감각을 불교용어로 6입(6 sensory organ)이라고 합니다. 즉, 눈구멍, 귓구멍, 콧구멍, 입구멍, 땀구멍의 5감각의 연결구멍과 생각구멍인 미간으로 육입이 생기려면 대상이 있어야 하는데, 이를 불교용어로 명색(明色)이라고 합니다. 대상인 명색이 빛과 음파, 입자 등을 통해 눈, 귀, 코, 혀, 피부 등 감각기관에 닿는 순간(촉), 그 찰나에 느낌(수(受))이 일어나고, 이윽고 갈애(渴愛)라는 욕망이 생겨 행(行)하게 되고, 이러한 사이클이 반복되면 집착으로 이어져 그것이 바로 괴로움으로 나타나게 됩니다. 이 단계들 중 현재에 해당되는 것이 불교의 12연기의 8단계에 해당됩니다. 즉 과거, 현재, 미래 중 현재를 8개로 나누어서 본다는 것입니다. 현재 8단계를 의학적으로 풀어 보자면 이렇습니다. 명색은 대상(object), 육입(생각과 오감각기관), 대상이 각 감각기관에서 부딪히는 곳은 다르지만 그 순간 촉(contact)이 발생합니다. 시각의 촉은 망막에 상이 맺히는 순간, 청각의 촉은 고막에서 음파가 부딪히는 순간, 후각의 촉은 점막에서 냄새입자가 부딪히는 순간, 미각의 촉은 혀의 점막에서 고체입자가 액체로 바뀌는 순간, 촉각의 촉은 털세포의 움직이는 순간을 말합니다. 느낌은 익숙한 것을 부교감신경계가(parasympathetic nervous system), 낯선 것은 교감신경계(sympathetic nervous system)가 관장하여 호불호를 가르고, 부교감/교감신경 스위치 작동은 시상하부(hypothalamus)에서 일어납니다. 시상에서 감각통합이 일어나고 통합된 감각이 시상하부에서 순간반응이 생겨 호불호의 기분으로 갈라져 변연계에서 감정이 일어나고 뇌간에서 욕구가 일어나고 대뇌피질에서 생각이 일어나서 뇌신경과 척수신경을 통해 얼굴의 표정과 팔다리의 행동으로 이어집니다. 이런 행동이 계속 반복이 되면 뇌간의 연수가 작동하게 되는데 연수는 뇌삼위일체

(tribune: 대뇌, 변연계, 중뇌소뇌연수)의 하나로 도파민(dopamine) 혹은 코티솔(corti-sol) pathway가 활성화되어 반복되는 것이 습관과 집착으로 이어집니다. 즉 현재의 순간 찰나의 8단계의 현대적 해석은 대상-감각-반응-기분-감정-욕구-생각-행동으로 이것이 쌓여 습관이 생기는 것입니다. 만약 바라는 바가 이루어지지 않는다면, 괴로움의 강도가 커지게 됩니다. 결국 이 괴로움은 이러한 고리를 바라보지 못하는 인식의 오류인 무지에서 나오는 것입니다.

좁은 의미의 괴로움: 스트레스

스트레스는 외적 스트레스와 내적 스트레스로 나뉘고 남과의 관계에서 발생하는 것이 외적 스트레스이고 남에게 피해주지 않는데 혼자 잘못을 안고 힘들어 하는 것이 내적 스트레스입니다. 외적 스트레스는 남에게 스트레스를 주어 남으로부터 오는 스트레스입니다. 남에게 물질적, 육체적, 정신적 스트레스를 주어 남이 스트레스를 받아서 다시 되받는 경우입니다. 예를 들어, 접촉사고가 나는 경우 서로 의견이 조율되지 않는 상황이라면, 3가지 피해(물질적, 정신적, 육체적 피해)를 줄 수가 있고 이러한 피해로 인한 스트레스는 결국 자기의견만 옳음을 견지하는 무지에서 발생됩니다. 외적스트레스의 원인으로 3가지를 꼽습니다. 첫째, 내가 손해보면 안 된다는 욕심, 둘째, 공격적 방어자세를 표현하는 화와 분노, 셋째, 내 의견만 옳다고 믿는 시비심으로 인한 어리석음이 3가지입니다. 이를 탐(貪)진(嗔)치(癡) 삼독(三毒)이라고 하여 정신적 유해물질로 봅니다. 정신적 스트레스는 대개 탐진치에서 기원하여 생기고 이를 해결하기 위해 계(戒), 정(正), 혜(慧) 삼학을 닦아 괴로움을 없애는 것입니다.

괴로움의 소멸과 소멸방법

괴로움의 소멸

괴로움은 소멸이 됩니다. 언제 소멸되느냐는 시간의 문제이지 결국에는 없어집니다.

그리고 괴로움은 없앨 수 있을까요? 네 없앨 수 있습니다. 원인인 하나의 씨앗이 누적되어 나타난 것이므로 씨앗을 없애 멸할 수 있습니다. 괴로움이 유발되는 이유는 위에서 말한 내적 괴로움과 외적 괴로움 두 가지 이유로 나눌 수 있는데 그중 내적 괴로움이 생기는 이유는 스스로를 괴롭혀서 생기는 것이고 외적 괴로움이 생기는 이유는 남을 괴롭혀서 생기는 것입니다. 이 중에서 외적 괴로움을 막는 방법으로는 남에게 피해를 주지 않는 규칙, 법, 계율을 지키는 것이 있습니다. 그렇게 하면 남에게 피해를 주지 않아 남으로부터 받는 괴로움이 줄어들게 됩니다. 이 것이 불교 용어로 '계'입니다. 그러나 이것은 이미 일어날 행동을 제어하는 것이라 엄청난 자기 절제를 통해 이루어지므로 내적 스트레스가 유발될 여지가 있습니다. 그러면 이런 자기 절제를 하지 않고 미리 알아차려 행동이 일어나지 않도록 하면 더 좋지 않을까요? 미리 알아차리기 위해서 심적 안정이 필요합니다. 내가 욕심을 내거나 애욕을 내거나 갈애를 내거나 화가 나려고 하는 것을 알아차리려면 심장이 갑자기 빨리 뛴다든지 숨소리가 거칠어진다든지 하는 것을 알아차리는 것이므로 선정에 들어 있어야 알아차릴 수 있습니다. 이것을 '정'이라고 합니다. 마음이 안정이 되면 숨소리, 심장소리 등으로 '수'를 알아차려 갈애를 일으키기 전에 자기만의 무의식적 욕정을 내려놓을 수 있습니다. 그리고 "혜"는 지혜입니다. 남으로 괴로워하는 것이 괴로움이 맞는지, 원인이 무엇인지 인식의 오류가 있다면 깨우쳐서 가능합니다. 머리로는 알지만 마음으로는 와닿지 않는 경우도 많은데, 깨우치기 위해 지혜를 습득해야 합니다. 지혜를 알기 위해 법, 성인의 말을 기록한 경전, 책 등을 통해 접하면 더욱 지혜의 눈이 열리게 됩니다. 그래서 지혜가 있으면 처음부터 욕심이 일어날 대상을 보지를 않습니다. 즉 촉 자체를 없애서 일어날 싹을 처음부터 안 만드는 것이 "혜"입니다.

괴로움의 소멸 방법: 팔정도(八正道)

부처님은 불교의 궁극적인 목적인 열반에 이르기 위한 길을 여덟 가지 바른 길(八正道)로서 제시하였습니다. 그 팔정도를 요소별로 다시 분류해 보면 계율과 선정 그리고 지혜(戒, 定, 慧)의 세 가지 배움(三學)이 됩니다.

계- 바른말, 바른 행동, 바른 생활 방식

정- 바른 알아차림(고요할 때 알아차림), 바른 집중, 바른 정진(꾸준한 연습)

혜- 바른 앎, 바른 생각

즉 팔정도의 바른 말, 바른 행동, 바른 생활은 계율을 통한 배움(戒學)에, 바른 정진, 바른 알아차림, 바른 집중은 선정을 통한 배움(定學)에, 바른 관점, 바른 사유는 지혜를 통한 배움(慧學)에 속한다고 할 수 있습니다. 따라서 세 가지 배움인, 계, 정, 혜의 삼학은 "괴로움으로부터 자유"를 얻기 위한 구체적인 수행 방법이 됩니다. 풀어 말하면 이렇습니다. 이미 생긴 욕망을 계를 사용하여 자기 자신을 컨트롤해야 합니다. 바른 시스템 안에 자신을 놓아 두는 것이고, 그러자면 부단히 연습을 게을리하지 않아야 합니다. 마음이 조용해지도록 명상, 독서 등의 활동을 하면 마음을 알아차리는 데 도움이 될 것이며, 욕망이 부질없음을 아는 지식과 경험을 쌓아 두어야겠습니다.

괴로움 소멸의 현실적인 방법이 있습니다. 남에게 피해주지 않도록 명상, 기도, 절하기 등의 수행입니다. 그리고 남을 도우며 사는 기부나 봉사를 하면 괴로움이 줄어듭니다. 그리고 괴로움 리스트를 만들어 둔 후 태우거나 없애는 일종의 의식을 치르는 것이 도움이 됩니다.

행복으로 이르는 길

　　　　대상을 바라볼 때 대상의 모양이나 색깔, 소리, 냄새, 맛, 감촉, 기억을 얼굴의 감각기관인 눈, 귀, 코, 혀, 피부와 머리의 생각기관인 뇌의 생각으로 불쾌한 자극으로 받아들이면 기분이 나빠지고 같은 자극이 계속 오면 싫은 감정이 생기고 마음에서 싫어져서 회피를 하거나 미루게 되고, 그래도 대상이 오감각과 생각으로 자극이 되면 스트레스를 받아 짜증, 화, 분노 등으로 결국 마음의 괴로움이 생기게 되고, 대상을 유쾌한 자극으로 받아들이면 기분이 좋아지고 같은 자극이 계속 오면 좋아하는 감정이 생기고 마음에서 좋아져서 자꾸 반복하거나 더 강도를 올리고 싶어하게 되어 욕심이 생기고, 나중에 습관이 형성되고 나아가 집착을 넘어 중독이 되어 그것을 못하게 되는 상황이 생겼을 때 스트레스가 생기게 되어 짜증, 화, 분노 등으로 결국 마음의 괴로움이 생기게 됩니다. 결국 대상을 불쾌한 자극으로 인식을 하든, 유쾌한 자극으로 인식을 하든 감각을 통한 기분을 추구하려고 하게 되면 결과적으로는 기분이 나빠지게 되면 괴로움이 생기고, 괴로움이 생기면 좋은 기분으로 덮으려 하고 기분이 좋다가 결국 좋아하는 것을 못하게 되는 상황이 되었을 때 다시 나빠져서 결국 괴로움으로 하게 됩니다. 결국 기분을 추구하였기 때문에 마음이 괴로워지는 것입니다.

　그러면 왜 기분을 추구하게 되었을까요? 유쾌한 자극으로 즐거운 기분을 찾게 된 이유는 기분을 즐겁게 하는 것이 좋아 보였기 때문입니다. 나의 오감각 기관인 얼굴과 생각기관인 머리로 어떤 대상을 감각적으로나 생각적으로 판단할 때 모양, 색깔, 소리, 냄새, 맛, 감촉과 기억으로 한 단면만을 보고 판단하여 나의 기분을 좋게 하면 대상이 좋아 보이게 되어 마치 좋은 것으로 착각하게 되는 것입니다. 그리고 오감각과 생각으로 어떤 대상을 감각적으로 생각적으로 판단할 모양,

　　　　　　　　　　　　　　　　　　　　　　　통찰의학 -마음편- **총론**

색깔, 소리, 냄새, 맛, 감촉, 기억으로 한 단면만을 보고 판단하여 나의 기분을 싫게 하면 대상이 싫어 보이게 되어 마치 안 좋은 것으로 착각하게 되는 것입니다.

결국 대상이 좋아 보인다 좋아 보이지 않는다는 감각과 생각으로 판단하므로 대상의 본질을 보고 판단하는 것이 아니고, 한 단면을 보고 판단하게 되는 것입니다. 즉 나의 어리석음으로 대상의 본질을 보려 하지 않고 대상이 뿜어내는 모양, 색깔, 소리, 냄새, 감촉의 겉면을 보고, 과거에 대상을 겉면을 보고 좋아했던 기억으로 판단을 하게 되는 습관이 생겨 좋은 기분을 만드는 것이 좋은 것으로 착각하고, 기분을 따라가게 된 것입니다. 결국 나의 어리석음이 기분을 따라가게 만들어 결국 마음의 괴로움을 만들게 된 것이므로 나의 어리석음이 화를 자초하여 마음의 괴로움을 만들게 되는 것입니다.

그러면 마음의 괴로움을 만들지 않으려면 어떻게 해야 할까요? 결국 감각기관으로 대상의 겉면을 파악하여 기분을 따라가지 말고 대상의 본질을 파악하여 대상과 진정으로 연결되어야 괴로움이 없어집니다.

그러면 대상의 본질은 어떻게 파악할 수 있는 것일까요? 대상의 본질을 파악하려면 꾸며진 대상의 겉면을 보지 말고, 꾸미지 않은 '있는 그대로'를 판단해야 하는 것이며, 있는 그대로 보기 위해서는 시간적으로 대상이 되기까지의 시간적 쌓인 과거시간내역을 볼 줄 알아야 하고, 공간적으로 대상이 되기까지의 움직인 과거 동선 내역을 볼 줄 알아야 합니다. 결국 대상을 제대로 파악하려면 과거에 어떤 일이 있었기 때문에 지금 내 앞에 있고, 미래에 어떤 일이 있을 것인가를 한눈에 볼 줄 알아야 합니다. 결국 지금이라는 시간적 찰나에 깨어 있고, 여기라는 공간적 찰나에 깨어 있고, 남이 아닌 내가 보고 판단하여 본질을 파악하게 되면 순간순간의 흐름에서 과거도 유추하고 미래도 유추하여 실상을 볼 수 있게 되는 것입니다. 이렇게 대상의 본질을 순간 찰나에 깨어 있어 파악하게 되어 대상과 마음으로 연결이 되면 괴로움은 사라지게 됩니다. 그러면 어떻게 지금, 여기, 나에 깨어 있을 수 있게 될까요? 이제까지 늘 기분을 따라온 나의 무지한 습관을 먼저 알아차리고 무지한 습관이 남을 해하지 않도록 계율을 닦고, 기분에 따라 마음이 왔다갔다 하지 않도록 마음이 들뜨지도 않고 가라앉지도 않도록 마음의 중심을 평정하게 잡도록 선정을 닦고, 대상의 겉면을 보고 판단하지 않고 대상의 본질을 파악하려는 지혜를 닦게 되면 결국 계율, 선정, 지혜의 세가지 배움으로 마음의 괴로움을 줄여서 행복으로 나아갈 수 있게 됩니다. 이렇게 대상의 겉면을 보지 않고 본질을 파악하려고 하고(혜), 기분을 따라 움직이지 않고 편안한 상태를 유지하며(정), 남에게 피해가 가지 않도록 규칙과 질서를 지키면(계) 결국 괴롭지 않은 지속가능한 자유와 행복을 누릴 수 있게 됩니다. 그리고 나아가 대상이 사람이라면 사람과의 관계에서 사람의 본질을 파악하여 사람과 마음으로 연결이 되려면 결국 상대방의 마음을 헤아려 내가 도와주고, 그 상대방이 도와준 나로부터 기쁨을 얻게 되는 모습을 보게 되면 내가 잘 쓰였다는 보람을 느끼게 되어 결국 진정으로 상대방과 내가 마음과 마음으로 연결이 되어 진정한 사람과의 행복을 누리게 됩니다.

즉 마음의 괴로움은 부정적 관점에서 생기는 것이라 계, 정, 혜를 닦아 부정적 관점으로 인한 행동이 일어나지 않고 긍정적 관점을 잡아 처음부터 바르지 않은 행동이나 표현이 일어나지 않는 것이 가장 좋으며 이런 긍정적 관점을 유지하기 위해 바른 지식을 많이 쌓고 물질적 도움인 기부, 육체적 도움인 봉사, 정신적 도움인 따뜻한 대화 등으로 남을 돕고 살고 스스로 바른 지식, 명상, 절 등을 해서 남에게 피해를 주지 않는 관점을 가지고 스스로 알아차림을 유지하게 되면 스스로 남에게 피해를 주지 않고 오히려 남을 도와주는 관점을 가짐으로써 긍정적 관점으로 삶을 유지하는 시간이 더 늘어나므로 결과적으로는 자기에게도 괴로움을 스스로 주는 내적 스트레스가 없어지고 남에게도 괴로움을 주는 외적 스트레스가 줄어들거나 없어지고 오히려 남에게 도움을 주는 일을 해서 자기도 행복하고 남도 행복한 선순환이 될 수 있습니다. 즉 자기를 위한, 명상, 절, 기도로 매일 수행을 하고 남을 위한 기부, 봉사, 대화 등을 하되 꾸준히 하여 자기의 바르지 못한 습관을 고치게 되면 괴로움의 싹을 없앨 수 있는 날이 오게 됩니다. 그러면 언제까지 해야 할까요? '낙숫물이 바위를 뚫을 때까지' 꾸준히 정진합니다.

통찰의학 -마음편- 총론

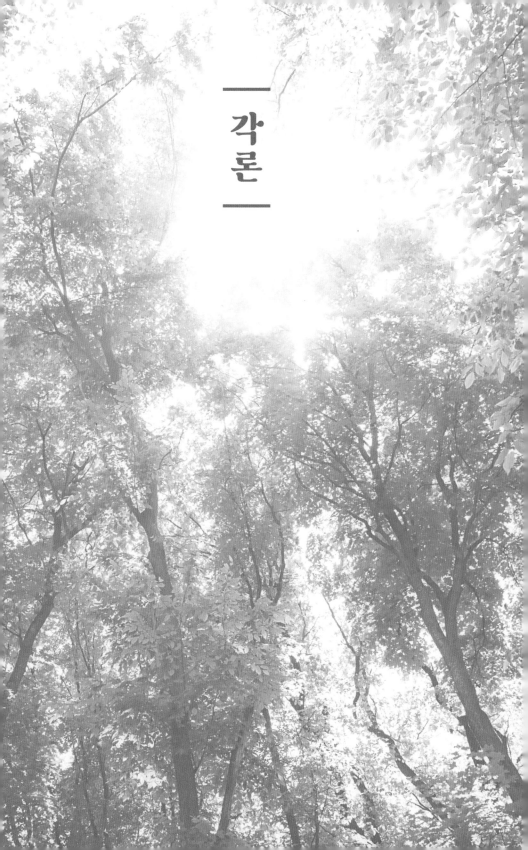

각론

내가 마음을 어떻게 두느냐, 싹을 어떻게 만드느냐에 따라 1년 뒤 어떤 묘목이 되느냐 10년 뒤 어떤 나무가 되느냐가 정해집니다. 남의 영양을 빨아먹고 피해만 주는 잡초가 될지, 의존하는 덩쿨나무가 될지, 남에게 의존하지 않고 쭉 뻗는 소나무가 될지는 나의 마음을 어떻게 두고 어떻게 살아왔느냐에 따라 나의 나무, 나의 인생이 달라집니다. 오늘 하루도 환경 탓을 하지 않고 하루에 1 mm씩 자라는 소나무가 되어 봅니다. 재밌고 좋아하지만, 나의 계발에도 남에게도 도움이 안 되는 일을 하는 잡초의 씨앗으로 3년을 지내면 온갖 중독으로 뿌리 뽑기 힘든 1 m짜리 잡초나무가 되겠지만, 매일 나의 수행을 하고 남에게 도움을 주는 소나무의 씨앗으로 1 mm씩 자라다 보면 30년 뒤 어느덧 10 m는 자라 있을 소나무가 될 거라 생각하며 매일 위로 자라 봅니다. 그러려면 하고 싶은 것을 안 하고 하기 싫지만 바른 것을 하는 하루를 살아 봅니다.

말을 할 때와 하지 말아야 할 때

어떤 의도를 가지고 들어오는 것을 알면 마음이 불편해집니다. 그 마음이 불편함을 알아차리고 필요하면 얘기합니다. 그리고 유도되는 압박감에 무언가 말을 해야 한다고 생각해서 함부로 말하지 않습니다. 괜히 말했다가 지키지도 못할 상황이 되면 거기에 얽매이게 됩니다. 즉 말을 할 때와 하지 말 때를 알아 상대방 말에 걸리지 않고 자유로워야 불편한 마음이 생기지 않고 상대방의 어떤 말에도 편안할 수 있습니다.

> **말을 하기 전 5초의 여유를 가지면
> 실수가 줄어든다**

1 mm 성장 소나무

즐거움과 괴로움

즐거움과 괴로움은 계속 반복되고 동전의 양면과 같음을 압니다. 어릴 때 괴롭지만 공부를 잘하면 어른이 돼서 돈을 잘 벌게 되어 즐겁고, 가장이 괴롭지만, 열심히 일을 하면 가정이 그 돈으로 즐겁습니다. 또한 일에 지쳐 가장이 취미로 즐거우면 가족이 소외감으로 괴롭습니다. 어른의 잠시의 즐거움이 아이에게 큰 괴로움이 됨을 압니다. 즐거움은 괴로움을 낳고 그 괴로움은 다시 다른 사람에게 전파되어, 또 다른 즐거움을 찾게 만들고 그것이 또 다른 괴로움을 낳습니다. 즉 즐거움으로 괴로움을 잠시 덮는 것이어서 즐거움이 다하면 괴로움이 다시 더 크게 나타남을 압니다. 그래서 즐거움과 괴로움은 욕망의 뿌리를 두고 있고 욕망이 이루어지면 즐겁다고 표현하고 이루어지지 않으면 괴롭다고 표현할 뿐이지 둘 다 욕심이라는 것이 없어지지 않는 한 괴로움은 사라지지 않음을 알아 오늘도 욕심을 내려 괴로움을 줄여 봅니다.

66

즐거움과 괴로움은
욕망의 뿌리를 둔 동전의 양면이다

99

*2*mm 성장 소나무

욕심과 원(소원)

나도 사람들도 모두 바라는 바가 있습니다. 무언가 바라는 바를 우리는 소원, 원(願)이라고 합니다. 그런데 그 바라는 바가 잘 안되면 실망하고 화를 내기도, 심지어 남 탓을 하기도 합니다. 이것은 바라는 바가 커서 욕심이 생기기 때문입니다. 원은 욕심과는 어떻게 다를까요? 원은 간절함이 있어서 그것이 안 되더라도 실망하지 않고 어떻게 하면 될까 꾸준히 분석하다 보면 연습이 됩니다. 즉 욕심과 원은 이루고자 하는 바가 안 됐을 때 드러납니다. 이루고자 하는 바가 이루어지지 않아서 괴로움이 생기게 되면 우리는 그것이 욕심에 뿌리를 두고 있었다는 것을 압니다. 반대로 이루고자 하는 바가 이루어지지 않았지만 간절함 때문에 계속 해 보면서 경험이 쌓여 늘게 되어 오히려 자기의 자산이 되고 성공의 지름길이 되는 것이 원에 뿌리를 둔 경우입니다. 보이고 싶은 것인지 간절함인지 구분하면 욕심인지 원인지를 압니다. 바라는 바가 있다면 성공하고자 한다면 간절함이 있어 원으로 하게 되면, 후대를 통해서라도 반드시 이룰 수 있는 것이 원이고 소원이고 원력임을 압니다. 그래서 매일 기도를 합니다.

> **욕심인지, 소원인지는
> 이루어지지 않았을 때 드러난다**

3 mm 성장 소나무

믿음과 진리

믿음이란 서로 강한 연결이 생겼을 때 발생합니다. 연인 사이에서도 부모자식 관계에서도, 종교의 믿음도 그렇습니다. 이런 강한 연결의 시작은 긍정적으로 바라봄이고 나아가서 좋아함이 연결을 더 강하게 만듭니다. 나아가 강한 좋아함은 팬심을 만들어 믿음이 유발되도록 하게 됩니다. 그런데 이 믿음이 공고히 되면 그 사람의 했던 말 행동 등이 좋아함을 넘어 맞다, 옳다는 생각을 가지게 만들고 나아가서는 진리로 받아들이게 됩니다. 모든 것을 받아들이게 하는 이 믿음은 진리로 발전시킵니다. 좋아함과 옳음은 서로 다른 것이나 이 믿음은 좋은 것이 옳은 것이라는 인지 왜곡을 만듭니다. 그래서 서로 다른 믿음을 가지게 되면 서로 옳다고 믿는 것이 달라 배척하게 되고 다른 믿음을 가진 집단끼리 배척을 넘어 공격까지 하게 됩니다. 믿음을 잘 쓰면 사랑이 되지만 잘못 쓰면 칼이 됩니다. 믿음이 진리가 되는 오류를 범하지 말고, 믿음으로 배척하지 말고 모든 사람은 평등하고 서로 존중해야 하는 존재임을 압니다.

> 66
> **믿음은 서로 강한 연결로 인한 매듭이고,
> 진리는 시공간에서 변하지 않는 사실이다**
> 99

4mm 성장 소나무 🌲

내 마음의 등불

나는 파도치는 바위에 가만히 앉아 있습니다. 나의 육신은 내 마음이란 등불을 지키기 위한 등입니다. 나의 등불은 꺼져 갈 때도 있고 활짝 피어오를 때도 있습니다. 상대방의 비난이나 세상의 야유 같은 거센 바람이나 파도가 몰아치면 등불이 꺼져 갈 수도, 등이 물에 젖을 수도 있습니다. 물론 내일이 되어 태양이 떠오르면 다시 바람과 파도는 잠잠해지고 나의 젖었던 옷과 육신은 언젠가 마릅니다. 다행히 등불은 꺼지지 않고 살았지만, 이 험난한 세상에서 나의 꺼져 갈 수 있는 등불을 어떻게 지키고 더 타오르게 할까요? 자기 혼자만의 작은 등불을 지키려만 하기보다 다른 사람과 만나고, 도와주고 협동하여 스스로의 등불을 깨고 더 큰 등불에 들어가는 것입니다. 자기를 지키지 않고 남을 도와주는 것이 자기가 커질 수 있음을 깨닫습니다.

66

내 마음의 등불은 스스로 깰 때
더 밝아질 수 있는 기회가 생긴다

99

5mm 성장 소나무

간절함

간절하면 무엇이든 이룰 수 있음을 깨닫습니다. 다만 철저히 계획하고 연구하며 시행착오를 겪어서 방향성을 재정립하는 것이 중요하고, 시간과 노력과 돈을 얼만큼 들여야 하는지를 재정립하는 것이 중요합니다. 즉 어떤 일을 이루기 위해서는 제대로 된 방향(공간)과 꾸준함(시간), 간절함의 초심(힘) 세 가지만 있으면 원하는 바를 다 이룰 수 있습니다. 빨리 되지 않는다고 화를 내거나 포기하는 것은 욕심이고, 방향을 살피지 않는 것은 어리석음입니다. 간절함은 모든 수단이 없어지는 절박함에서 생깁니다. 풍요로울 때는 간절함이 생기지 않습니다. 간절하게 해 달라고 기도하는 것은 매우 부족하게 되게 해 달라고 하는 어리석은 일입니다. 어떤 인연으로 간절함이 생기면 초심을 잃지 않고 하기로 한 것을 꾸준히 해 봅니다. 그러면 어느 순간 그것이 이루어져 있음을 압니다.

" **간절함이 초심과 꾸준함을 만들어 소원을 이룬다** "

6㎜ 성장 소나무

불완전함의 완전함

우리는 살면서 어떤 것이 배분될 때 공평하게 나눠지기를 바랍니다. 그러면서도 그 안에서 자기에게 유리하게 나눠지기를 바랍니다. 50이라는 이익이 3명에게 돌아가는 일이 있다면 각자 10씩 받은 후 그 나머지 20 이익을 어떻게 3명에게 분배 할 것인가는 각자 입장인 좁은 관점에서 바라보면 더 큰 불만이 생길 수밖에 없습니다. 이럴 때 나머지 배분하는 것을 상대방의 입장, 전체의 입장, 더 넓은 입장에서 바라봐서 기여도를 따져 서로에게 불만을 최소화하고 다음을 기약하는 지속 가능한 한 가지 배분 점을 찾는 것입니다. 이런 경우 배분 관점을 통찰적 관점인 중도의 관점으로 바라보지 않고 개인적 관점으로 사로잡히게 되면 괴로움이 생깁니다. 서로의 관점에서 가장 팽팽한 접점의 한 지점 찾는 과정이 수행의 과정이고 이것이 불완전하지만 완전함을 찾는 과정이며 이 과정에서 괴롭지 않고 탐구해서 모두에게 적정한 배분 점을 찾는 것이 수행입니다. 핵심은 괴롭지 않은 것임을 압니다.

> **불완전함에서 완전함으로 가는 적정점을 찾는 것이 수행이다**

7mm 성장 소나무

자동 반응

우리는 감각적으로 보이는 현상에 대한 반응에 끌려다니는 경우가 많습니다. 맛있는 냄새가 나면 갑자기 먹고 싶고, 어떤 영화를 보면 울고 싶고, 언짢은 소리를 들으면 화가 나고, 예쁜 옷을 보면 사고 싶듯이 내 앞에 놓인 어떤 현상에 자동 반응을 합니다. 이것은 대뇌에서 생각해서 행동하는 것이 아니라 소뇌의 무의식 자동 반응입니다. 이 자동 반응은 내가 살아온 방식의 습관의 결과입니다. 그래서 이런 반응으로 계속 살아가면 삶이 바뀌지 않습니다. 내가 왜 냄새에 좋게 반응할까? 내가 왜 이 장면에서 울컥할까? 내가 왜 말에 민감할까? 내가 왜 예쁜 것에 현혹되는지 알아차려야 합니다. 알아차림에서 깨달음이 생기고 스스로 변화를 만들어 내고 유혹을 이겨 내어 마침내 자기 변화를 할 수 있습니다. 이렇게 자기 변화는 아무나 할 수 있는 것이 아니라 알아차림에 깨어 있어야 시작할 수 있습니다. 자동 반응 노예의 사슬을 끊어 봅니다.

"
자동반응은 노예로 가는 길이다
"

*8*mm 성장 소나무

외로움

　　외로움이란 마음을 둘 곳이 없을 때 생기는 심리입니다. 겉으로 사랑해 보이는 사람들끼리 몸은 같이 있어도 맘을 두지 못하면 외로움이 생깁니다. 그러나 다른 말로 표현하면 내가 혼자 남는 텅 빈 마음을 가지게 되는 괴로움을 가지기 싫어하는 마음이 어떤 인연의 마무리를 하지 못하게 만들고 이것이 더 큰 외로움을 만듭니다. 왜냐면 마무리를 못 해서 마음을 새로 둘 수 있는 새로운 시작을 할 수 없으므로 외로움이 더 커집니다. 그래서 외로움이 많은 사람은 마무리하기 어려워하는 특징이 있습니다. 외로움은 마음을 보호하는 콜티솔(cortisol)이 높아지고 마음을 끝내는 에스트로겐(estrogen) 호르몬이 약할 때 생기는 심리입니다. 이런 외로움을 줄이려면 콜티솔을 줄이는 옥시토신(oxyto-cin)을 늘리기 위해 사람들의 눈의 시선을 쳐다보고 대화할 용기를 가지고, 어두운 내 마음을 밝혀줄 햇빛을 보러 밖으로 나가서 즐겁게 몸을 움직입니다. 또 에스트로겐을 늘리려고 어떤 새로운 시작을 위해 단칼에 과거 지지부진한 인연을 끊는 일들을 하게 되면 외로움은 사라집니다.

<blockquote>

외로움은 마음을 편안히 둘 곳이 없을 때 생기는 심리이다

9mm 성장 소나무
</blockquote>

열심히

우리는 누군가 열의와 성의를 다하는 모습을 보고 "그 사람 열심히 한다"라고 표현합니다. 그런데 이 용어는 상대방이 해주는 말이지 스스로 하는 말은 아닙니다. 어떤 일을 재미있어서 빠져서 계속하는 것을 다른 사람이 볼 때 열심히 하는 것처럼 보이지 정작 나는 열심히 한다는 생각 없이 재미있어서 그냥 하고 있었을 뿐입니다. 그런데 요즘 사람들은 스스로 "열심히"라는 단어를 너무 자주 사용합니다. "열심히 하고 있습니다". "열심히 하겠습니다!". 이런 "연심히"라늑 마음 밑에는 하기 싫은 것을 억지로 하고 있다는 것이 깔려 있습니다. 그래서 스스로가 열심히 일을 하겠다고 하면 듣는 상대방은 "일을 하기 싫지만 억지로라도 해 보겠습니다"라고 들리는 것입니다. 그러니 일은 주어진 대로 그냥 합니다. 대신 이왕 하는 것 재미를 느껴서 해 봅니다. 그래야 오래 할 수 있으니까요. "열심히"란 단어는 상대방의 용어입니다. 이렇게 대화에 쓰이는 단어 중 나의 용어와 상대방의 용어를 구분해 봅니다.

> **'열심히'는 열의와 성의를 다할 때
> 내가 아니라 상대방이 쓰는 용어이다**

*10*mm 성장 소나무

있는 그대로

있는 그대로란 말을 우리는 한 번씩 쓰기도 듣기도 합니다. 있는 그대로 바라보기, 있는 그대로 인정하기 같이 쓰는데 이 말을 참 이해하기 어려워합니다. 있는 그대로란 뜻은 어떤 이미지를 입히지 않고 보는 자연 그대로란 표현이기도 합니다. 우리는 어떤 낯선 사람을 보거나 세상에 없던 물건이 나오면 과거에 내가 알고 있던 누구와 닮았다든가 그 전 어떤 것과 비슷하다든가 해서 자꾸 이미지를 씌우려 합니다. 그렇게 우리는 자꾸 이미지화, 캐릭터화해서 대상을 인식하려 하지만 오히려 진실과는 멀어지는 어리석은 행동을 하게 됩니다. 이제 내가 입혔던 잘못된 이미지를 한 꺼풀씩 벗겨 내 봅니다. 그러면 어떻게 해야 있는 그대로 볼까요? 사람이나 사물을 그때 그 단면만 보는 것이 아니라 시간적으로도 길게 보고 공간적으로도 전면을 다 봐야 있는 그대로 볼 수 있습니다. 지혜를 얻고 통찰력을 얻으면, 있는 그대로 볼 수 있고 그러려면 수많은 연습과 수행이 필요합니다. 어디에 꽂히지 않고 있는 그대로, 진실 그대로, 존재 그대로 보면 괴로움이 사라집니다.

" 있는 그대로는 대상의 이미지가 아닌
시공간을 꿰뚫어서 보는 존재의 참모습 그대로를 말한다 "

*11*mm 성장 소나무 🌲

약점

누구나 약점은 다 가지고 있습니다. 그런데 이 약점을 어떻게 바라보느냐에 따라 인생의 방향이 달라집니다. 남의 강점을 보지 않고 약점만 잘 살피는 사람은 남을 공격하고 자기를 보호하는 심리가 강해 자기 성장하는 기회를 놓치기 쉽고 결과적으로 상대방에게 약점을 잡혀 인생의 긴 시간을 놓고 보면 후회하기 쉽습니다. 자기의 약점을 감추는 사람은 그것이 걸림돌이 되어 큰 성장을 했더라도 그것이 드러나는 시기에 인생이 추락하기 쉽습니다. 자기의 약점을 누군가 얘기하는 것을 잔소리나 두려움으로 받아들이는 사람은 좋은 방향의 성장 기회를 놓치는 사람입니다. 남의 약점은 감싸고 나의 약점을 보완하려는 사람은 남이 얘기하는 나의 약점을 큰 조언으로 생각하고 나를 살피는 기회로 삼아 자기를 크고 바르게 성장시킵니다. 우리는 자신의 강점을 어떻게 잘 보일까 혹은 더 크게 성장시킬까에 매달리는 경우가 많지만, 인생의 긴 시간을 놓고 보면 약점을 어떻게 보완하느냐가 큰 굴곡 없이 인생을 살 수 있는 지혜임을 압니다. 약점을 감추지도 무서워하지도 말고 자기 약점을 살펴 자기 성장을 해 봅니다. 나의 약점을 인정하고 받아들이는 것이 나를 알아 가고 나와 대화하며 살아가는 방식입니다.

> **약점을 어떻게 받아들이느냐에 따라
> 성장할 수도 있고 움츠러들 수도 있다**

*12*mm 성장 소나무

트라우마

트라우마는 자기의 콤플렉스, 즉 취약점이 어떤 계기로 드러나 자기의 상처로 남는 상태를 말합니다. 문제는 이런 자기의 취약점을 숨기는 데 있습니다. 결국 인생이 잘 풀리지 않고 꼬이는 이유는 트라우마가 자리잡은 이유가 큽니다. 그럼, 이 트라우마를 어떻게 극복하면 될까요? 먼저 이 트라우마를 있게 한 나의 취약점이 무엇인가를 살펴보고 왜 그 취약점이 나에게 생겼는지 이유를 살펴봅니다. 그래서 취약점을 나의 최대 약점으로 인정하고 받아들입니다. 그다음은 나의 최대 약점을 숨기지 않고 기회가 될 때 또는 어떤 시점에 사람들에게 용기를 내어 알립니다. 그러면 처음에는 부끄럽지만, 점점 거기에 대한 예민함이 무뎌집니다. 그러면 최대 약점이 약점으로만 자리잡지 트라우마인 상처로 자리잡지 않습니다. 그런데 최대 약점을 약점에서 끝나는 것이 아닌 강점으로까지 끌어올리려면 발상의 전환이 필요하고 대단한 용기가 필요하고 그것을 계기로 인생의 전환을 맞으려면 특정 일을 꾸준히 시행해야 합니다. 즉 약점이 약점이 아님을 알고 그것을 바라보는 자세에서 온 것임을 알면 생각이 바뀔 수 있습니다. 커밍아웃이 그런 발상 전환의 결과입니다. 나의 취약점을 숨김으로써 환경에 취약해짐을 알고 온실의 화초를 싸고 있는 비닐을 나 스스로 뜯어 봅니다. 나의 트라우마로 드러남과 드러냄의 종이 한 장 차이임을 알면 인생이 편안해집니다.

> **트라우마를 용기 있게 드러내면**
> **트라우마는 멋쩍게 사라진다**

*13*mm 성장 소나무

물들임

물들임은 파장입니다. 한사람이 다른 사람에게 화를 내면 그 사람은 또 다른 사람에게 화를 내어 영향을 미칠 수 있음을 압니다. 이렇게 악한 물들임이 세상에 퍼져 나가고 있습니다. 그런데 돌고 돌아서 나에게 다시 돌아올 수 있습니다. 그것이 소위 몇십 년 만에 이루어지는 복수가 한 예입니다. 한 사람에게 엄청난 피해를 준 것이 그 자녀에게서 앙갚음을 당할 수 있다는 사실은 역사에서 배울 수 있습니다. 이렇듯 선한 물들임, 선한 파장이 의도하지 않고 남을 힘들 때 도와주거나 좋은 일을 했던 것이 돌고 돌아서 자기나 자기 자식에게 다시 더 큰 힘으로 은혜를 입히는 것도 봅니다. 그러나 우리는 당장 선을 행해서 또는 선도 행하지 않고도 자기에게 복이 오길 바라고 그것도 짧은 시간에 물들여지기를 바라는 어리석음이 있습니다. 지금 단면적으로는 복이 돌아오지 않았지만 내가 행한 선은 결국은 돌고 돌아 나에게 돌아옴을 알아 바라는 바 없이 남에게 도움이 되어 봅니다. 오늘도 나는 남을 조금이나마 물들여 봅니다.

> **물들임은 의도가 아닌 인연대로 퍼져야
> 선한 파장력으로 된다**

14mm 성장 소나무

36

참을성

우리는 감정이 격해져 참지 못하고 화를 낼 때가 있습니다. 여러 이유가 있지만 우리의 감정은 자유로운데 이성이 어떤 틀을 씌워 가둬 놓을 때 생깁니다. 그래서 참지 않고 먹고 싶을 때 먹고, 행동을 하고 싶을 때 하면 나중에는 감정의 기복의 원인이 되고 뱉은 말과 한 행동에 후회를 하게 됩니다. 후회를 하지 않기 위해 참을성을 기르려면 어떻게 해야 할까요? 우리 몸에서 참을성을 관장하는 것은 췌장입니다. 췌장은 먹는 음식으로부터 일을 시작하게 됩니다. 먹는 양과 시간을 불규칙적으로 하면 췌장이 일을 많이 해서 지치고 약해져서 췌장기능이 떨어지면 나중에 참을성이 줄어드는 원인이 됩니다. 즉 감정기복은 먹는 음식의 불규칙성에서 생길 가능성이 많아집니다. 참을성을 기르려면 먹는 시간, 자는 시간, 행동에 규칙성을 스스로 만들면 됩니다. 그러면 이성에 의해 감정이 길들여집니다. 그러나 이성도 어떤 교육으로 만들어진 것이고 내가 옳다는 잘못된 지식에 대한 어리석음을 깨달으면 참을 것이 없음을 알게 됩니다. 지식보다 진리를 알아 참을 것이 없음을 알면 화는 스스로 없어짐을 깨달아봅니다.

> ## 참을성은 나의 생활 규칙성으로 키우는 것이다

*15*mm 성장 소나무

욕구

반복된 욕구란 의학적으로는 소뇌의 도파민 수용체에 비례합니다. 소뇌 도파민 수용체가 많아지면 욕구가 커지고 도파민 수가 수용체 수만큼 많아지면 욕구가 충족되어 즐거움으로 표현이 되는 것이고 도파민이 그만큼 생기지 않으면 결합되지 않은 수용체가 생겨 괴로움으로 표현되고 또 도파민을 찾으려고 특정 행동을 하게 됩니다. 그래서 나의 기분과 감정이 좋고 나쁜 현상에 휘둘리지 말고 왜 이런 일이 생겼는지를 나를 살펴보면 거기에 어떤 욕구가 있었는지 그 뿌리를 찾으면 그 감정들을 이해하면서 감정에 빠지지 않습니다. 이렇게 어떤 감정에 빠지지 말고 왜 나의 소뇌에 수용체가 어떤 욕구로 구애를 하는지를 알아차려 봅니다. 알아차리려면 아무것도 하지 않고 조용히 숨을 쉬면서 내 안에서 찾아 봅니다. 이렇게 감정에 빠지기 전에 명상으로 나를 알아차려 봅니다. 오늘도 명상으로 하루를 시작합니다.

> ❝ **욕구는 감정 바로 직전 일어나는 기분을 알아차리면 줄어든다** ❞
>
> *16*mm 성장 소나무 🌲

심리불안

심리불안이란 단어는 그냥 들으면 추상적이고 막연합니다. 좀 더 구체적으로 표현해 보면 "세 가지 심리가 안정되지 않았다"고 얘기할 수 있습니다. 이 세가지 심리란 우리 몸에 입력, 과정, 출력을 담당하는 감각, 생각, 동작을 각각 표현하는 인식심리, 기억심리, 동작심리를 말합니다. 이 세가지 심리는 세가지 지지하는 다리이며 그것을 떠받드는 것이 마음입니다. 즉 편평한 원판에 중간에 놓여 있는 쇠구슬이 마음이고 세 가지 심리다리로 원판 위의 쇠구슬을 안정시킨다라고 이해하면 됩니다. 그래서 감각과 생각을 많이 쓰고 동작을 그날 안 하면 인식심리와 기억심리만 많이 쓰고 동작심리를 쓰지 않아 쇠구슬을 기울게 만들어 불안을 느낍니다. 이렇게 각각 다리는 100살동안 버틸 수 있는 다리인데 매일 어떻게 균형 있게 쓰느냐에 따라 심리가 불안해져서 수명이 짧아지기도 하고, 편안해지기도 해서 수명이 길어지기도 합니다. 나는 오늘도 이 균형을 맞추기 위해 충분한 수면, 명상과 규칙적 운동으로 낮에 일한다고 소비되는 감각과 생각의 균형을 맞추어 봅니다.

> **심리불안은 감각, 생각, 동작의 균형이 맞지 않을 때
> 일어나는 현상이다**

*17*mm 성장 소나무

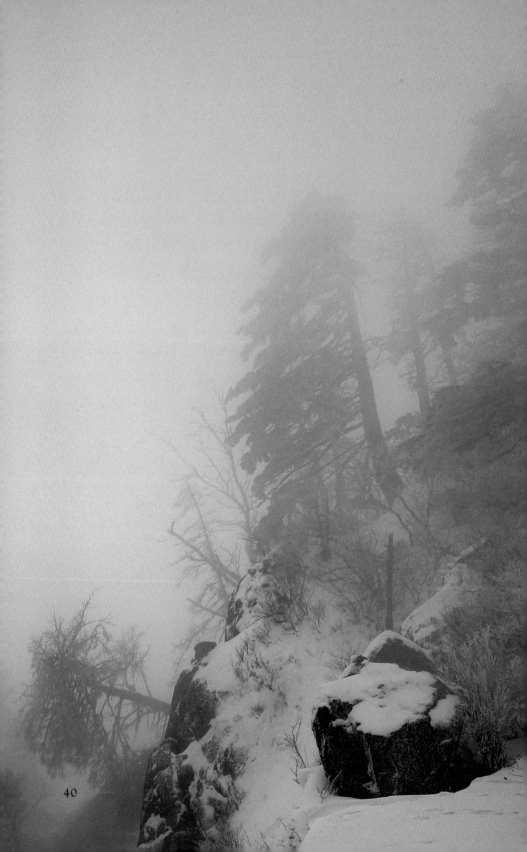

무지와 지혜

인간은 어리석음, 무지에서 지혜로 나아가는 영장류입니다. 사람은 평등하지만 무지와 지혜의 정도가 다 다릅니다. 무지는 시간과 공간에 대한 무지입니다. 그래서 전체의 시간 흐름을 보지 못하고 전체 면모를 보지 못하고 판단함으로 생기는 것입니다. 짧은 시간에 한 가지 단면만 보고 판단을 하니 무지로부터 욕심이 일어나고 그 욕심으로부터 화가 일어납니다. 돌이켜보면 내가 화를 낸다는 것은 어떤 욕심이 있었다는 것이고, 욕심이 있었다는 것은 그 방면에 무지했다는 뜻입니다. 반면 지혜는 전체 시간의 흐름을 꿰뚫고 전체의 면모를 훤히 아는 것입니다. 무지라는 어둠의 동굴에서 어느 만큼의 밝은 불, 지혜를 비추느냐에 따라 그만큼 불이 밝혀진 공간을 알고 그만큼의 밝혀진 미래의 시간을 알아 인생을 현명하게 헤쳐 나갈 수가 있음을 깨닫습니다. 과거나 미래에 또는 다른 사람에게 불을 밝히는 것이 아니라 현재에 지금 여기 나에게 불을 밝혀 지금 내 삶의 방향과 속도에 깨어 있는 것이 지혜임을 곧 깨닫습니다. 오늘도 옛 선인 석가모니의 말씀을 듣고 내 마음에 불을 밝혀 어제보다 하루만큼 더 지혜를 체득해 봅니다.

> **무지에서 한 생각으로 내 마음에 불을 밝히면 지혜가 된다**

*18*mm 성장 소나무

복

　　많은 사람이 복을 바랍니다. 그런데 복은 선한 힘이며 만들어 지는 것입니다. 이 복은 관심의 방향과 힘, 행동의 방향과 힘, 행동의 지속 기간과 그것을 행한 사람의 각자 일어난 힘의 수에 의해 만들어집니다. 마음을 같은 방향으로 내고 그것을 지속해 무리를 지어 다 같이 행동하게 되면 큰 복을 만들 수가 있습니다. 그것이 작게는 봉사, 기부 또는 나라까지 구하는 국민적 3.1운동과 같은 선한 힘입니다. 그런데 각자 마음이 다르고 내 맘과 행동이 다르게 나오고 오랫동안 하지 못하다 보니 또 혼자만 하니 복이 잘 오지를 않습니다. 또한 시차가 있어서 내가 지은 복이 금방 오는 것이 아니라 수년, 수십 년, 또는 대를 거쳐 수백 년에 걸쳐서 결국에는 나에게 돌아오기 때문에 미묘한 진리를 알지 못해 노력한 것이 바로 드러나지 않아 쉽게 포기하고 믿음이 사라지게 됩니다. 선한 힘인 복을 만드는, 남에게 도움을 주려는 사람이 많아지면 일어나는 복이 많아지지만, 찾는 사람은 많은데 그 복을 만들지를 않기 때문에 수요와 공급의 법칙에 따라 복이 잘 오지 않습니다. 그러나 악한 힘을 스스로 많이 만들고 있는 사람이 늘어나고 무리를 지어 한 마음으로 행동하는 경우는 많습니다. 그것이 악성 댓글, 쓰레기 버리기입니다. 같은 터전인 지구에서 한마음으로 소비를 해서 생긴 쓰레기를 버리니 지구가 오염이 되어 나에게 미세먼지, 수질 오염, 토양오염으로 돌아옵니다. 내가 어떤 힘을 발휘하느냐에 따라 복이 많아질 수도 있고 폐가 많아질 수도 있습니다. 나는 오늘도 누군가에게는 잘 쓰일 수 있는 작은 나비의 날갯짓으로 작은 복을 지어 봅니다.

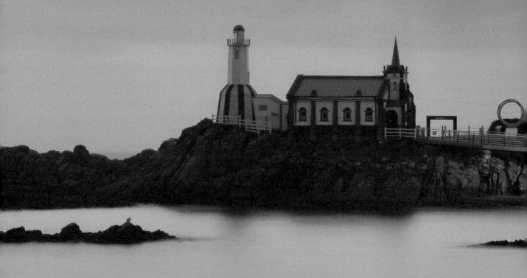

복은 바라는 대상이 아니라
스스로 만드는 대상이다

19㎜ 성장 소나무

자유

우리는 무엇에도 속박되거나 얽매이지 않고 내 맘대로 할 수 있는 상태를 자유라고 생각합니다. 현실에서 내 맘대로 할 수 없을 때 사회 틀과 법, 규칙, 타인의 말 등 외부 환경이 나를 얽매이게 하는 것보다 내 안의 욕망, 감정, 시비 등 내부 환경이 나를 얽매이게 하는 것이 더 큽니다. 내가 나를 속박하면서 남이 나를 속박한다고 착각하고 있을 때가 많습니다. 맛있는 것을 먹고 싶은 욕망 때문에 달달한 음식에 속박되어 특히 스트레스가 생기면 나의 감각, 생각, 행동이 무의식적으로 좋아하는 음식을 먹게 만듭니다. 나중에는 탄수화물 중독으로 탄수화물 없이는 못살게 되는 스스로 얽매이는 삶을 살게 됩니다. 오히려 먹지마라고 얘기한 사람을 앞에 내세워 나는 숨고 남 탓을 하기도 합니다. 이렇게 처음에는 좋아서 시작한 것이 거기에 얽매여 끊지 못하고 커피, 술, 담배 등에 중독되게 됩니다. 이렇게 내 맘대로 할 수 있다는 자유라는 생각이 결국 나를 중독으로 몰아 욕망에 얽매여 내적 자유가 없어집니다. 이렇게 내적 자유인 나의 욕망, 감정, 시비로부터 자유로워지는 것을 참자유라고 합니다. 오늘도 남 탓을 하지 않고 나를 살펴 내 속에서 일어나는 욕구로부터 자유로워지는 참자유를 느껴 봅니다.

> **자유는 외부로부터가 아닌 내 마음에서**
> **얽매이지 않는 것을 말한다**

*20*mm 성장 소나무

일이 힘들 때

우리는 매일 즐거움과 괴로움의 감정의 기복으로 진폭은 다르지만, 하루를 살아갑니다. 그런데 즐겁기만을 바라고 괴롭지는 않길 바라는데 동전의 양면같이 더 크게 즐거웠다면 반드시 그만큼 괴로움이 시차를 두고 다가오게 됨을 압니다. 그런데 이런 인생의 고락을 받아들이는 형태가 모두 다릅니다. 즐거움을 받아들이는 것은 괜찮아 하지만 괴로움을 받아들이는 것은 매우 어려워합니다. 그러면 매일 생기는 괴로움을 어떻게 받아들이면 좋을까요? 먼저 감정에 빠지지 않고 내가 괴로워하고 있다는 것을 먼저 알아차려 봅니다. 그런 다음 왜 괴로워하는가 나 자신을 탐구해 봅니다. 그러면 내가 어떤 환경에서 일어나는 일에 대한 반응으로 그중 한 가지가 일이 잘 이루어지지 않은 것을 힘들다는 괴로움으로 표현함을 알게 됩니다. 그러면 왜 일이 잘 이루어지지 않을까요? 그것은 경험 부족임을 알게 됩니다. 즉 많이 안 해 본 것뿐인데 어떤 욕심으로 빨리 잘하기를 바라서 생긴 과욕임을 알아 오히려 경험을 더 쌓을 기회로 삼아 봅니다. 힘든 감정이 생기면 좀 더 마음의 여유를 두고 인생의 경험으로 삼고 꾸준히 해 봅니다. 즐거움은 추억으로 삼고 괴로움은 경험으로 삼아 오늘도 즐겁고, 보람되게 일해 봅니다.

> **일이 힘들 때 나를 살펴 보면
> 욕심이 자리 잡고 있음을 알 수 있다**

*21*mm 성장 소나무

장점과 단점

보통 어릴 때 부모님들이 아이들의 장점을 주로 봐서 장래를 정합니다. 부모가 아이가 공부를 잘한다, 말을 잘한다, 음악을 잘한다, 운동을 잘한다 등 장점을 많이 보고 아이의 계획을 세우고, 아이도 좋아하는 것이면 능동적으로, 싫어하는 것이면 수동적으로라도 그렇게 인생의 목표를 정하기 쉽습니다. 아이가 어른이 되어 가면서 많은 시간이 흘러가는 동안 장점은 갈고 닦아 강점이 되어가는 데 비해, 단점을 보완하는 데 시간을 할애하지 않아 오히려 점점 나의 취약한 약점이 되어갑니다. 그러면서 약점을 점점 드러내지 못하고 숨기게 되어 결국은 약점은 열등감이 되어 버리고 누군가 나의 약점을 건드리게 되면 불같이 화를 내고, 나의 열등감을 덮기 위해 온갖 수단을 쓰고 그런 것에 돈뿐만이 아니라 권력과 명예 등 내가 할 수 있는 모든 것을 동원해 자기의 약점이 드러나지 않기를 바랍니다. 그래서 인생 전체로 보면 나의 장점을 위해 돈과 시간과 노력을 투자해서 강점으로 만든 것으로부터 돈을 벌고, 나의 단점과 열등감을 덮기 위해 벌었던 돈과 온갖 에너지를 다 소비하는 비효율적 인생을 살아감을 압니다. 나의 장점으로 얻은 에너지를 단점으로 소비하면서 한 줌의 재가 되는 것이라 무엇을 위해 인생을 살아가는지를 생각해 볼 문제입니다. 어릴 때부터 나의 잘난 장점은 숨겨서 겸손하고, 못난 단점을 드러내고 자신을 보완해서, 하기 싫지만, 남에게 필요한 것을 꾸준히 하면 보람을 느껴 자존감이 높아지고, 나보다 남을 위해 살아간다면 더 큰 인생의 참된 의미와 보람을 느끼지 않을까 합니다.

> **장점은 숨기고 단점은 드러내면 내가 변할 수 있는 기회가 생긴다**

22㎜ 성장 소나무

균형

보통 사람들은 이 사람이 키가 큰지 작은지, 또 물건이 비싼지 안 비싼지, 그 사람 말이 맞는지 내 말이 맞는지 도대체 누가 맞냐고 하면서 어떤 결정을 할 때 이분법적으로 생각을 많이 합니다. 그래서 어떤 대답을 절대화, 진실화하려 합니다. 그런데 진실은 이분법화할 수 없습니다. 어떤 물음에는 어떤 기준인가에 따라 답이 달라집니다. 누구와 키를 비교하냐에 따라 크다 작다가 달라질 수 있고, 물건도 어떤 것과 또 어떤 시기와 비교하느냐에 따라 달라지고, 말도 어떤 상황인가 어떤 기준인가에 따라 답이 달라질 수 있습니다. 이런 배경을 생각하지 않고 나온 얘기의 질문만을 가지고 생각을 하는 경향이 많습니다. 또 너는 내 편인지 저 사람 편인지 정해라는 식으로 하고, 네 편도 내 편도 아니라고 하면 회색분자라는 식으로 몰고 가며 점점 균형을 잃어 가는 사고를 하는 것이 현실입니다. 현대사회는 이렇게 균형이 무너지고 빈익빈 부익부, 양극대화, 편중화가 심각해지고 있습니다. 그래서 시대는 진실과는 거리가 점점 멀어지고, 끌리는 쪽으로 따라가는 중독화, 종교화가 되어 가고 있습니다. 진리는 사실에 입각하고 사실은 균형 잡힌 생각과 모든 면을 꿰뚫어 아는 배경에서 나옵니다. 이 균형은 적절함에서 나옵니다. 적절함은 아무렇게나 하는 것이 아니고 정확한 균형점을 찾는 데 있습니다. 어떤 물건을 한 손가락으로 균형을 잡으려면 반드시 그 균형점이 있습니다. 이 균형점은 수많은 경험에서 균형점을 찾는 수행적 관점에서 나옵니다. 오늘도 기도와 명상으로 통찰적 관점을 얻으며 인생의 수많은 결정의 균형점을 찾으면서 나의 길을 가 봅니다.

균형은 수많은 경험에서 찾을 수 있고
균형점을 찾으면 내가 흔들리지 않게 된다

23㎜ 성장 소나무 🌲

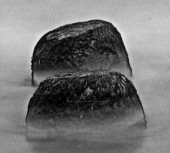
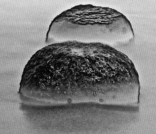

절

같이 앉아 있던 친구에게 네가 이 일을 벌인 게 맞냐면서 내가 의심의 눈초리로 어떤 신경 쓰이는 말을 친구에게 던져서 어떤 말싸움이 시작되었다고 가정해 봅니다. 그런데 친구가 아니라고 하면 친구를 의심해서 "뭐?" 하며 눈을 부릅뜨고 목소리가 커집니다. 그래도 친구가 아니라고 계속 얘기하면 앉아 있다 벌떡 일어서게 되고 목에 핏대가 올라가고 눈을 치켜뜨고 급기야 주먹이 올라가서 어깨가 긴장하게 되어 그때까지 화난 나를 못 알아차리면 상대방에게 폭력을 행사하게 됩니다. 그런데 또 다른 친구가 옆에서 사실 자기가 벌인 일이라고 실토하면 갑작스럽게 화낸 친구에게 미안하다는 생각이 들면서 눈에 들어갔던 힘이 풀리고 목소리가 작아지고 고개를 숙이게 됩니다. 거기서 더 큰 잘못했다는 생각이 들면 의자에서 내려와 무릎을 꿇게 되고 정말 그 사람에게 폭력을 행사해서 어떻게 되었다면 목숨만이라도 살려달라고 이마가 땅에 닿도록 싹싹 빌게 됩니다. 이것이 옹졸한 나를 지키려는 자존심이 올라갔다가 마음이 숙여졌을 때 나오는 행동의 변화입니다. 이렇게 자존심을 꺾고 자기가 맞다 옳다는 것을 내려놓고 상대방을 존중해서 나오는 마음 행동을 "절"이라고 합니다. 불교에서는 부처님을 떠받든다고 이마를 땅에 대고 손을 떠받드는 표현까지 합니다. "큰 절"이 상대방을 최고로 높인다는 마음을 표현하는 행동입니다. 평소 고집 세고 겸손치 못하다는 말을 평소 듣고, 퍽하면 화를 잘 내 인간관계의 갈등을 불러 일으켜 자기 인생에 악영향을 끼쳤다고 생각이 든다면, 나를 변화하기 위해 매일 아침 일어나서 맘을 숙이는 행동인 절을 100번 해서 마음을 숙여 봅니다. 그렇게 갈등이 있는 누군가를 상상하며 매일 맘과 몸을 숙이면 어느덧 편안해지고 변화되고 있는 나를 알아차립니다. 그러면 누가 나의 약점을 얘기하더라도 화를 내지 않고 나의 약점을 알아차리게 나를 보완할 기회를 준 것에 감사하며 점점 바깥 환경에 휘둘리지 않습니다. 아무도 없을 때 당당하게 어깨 펴고 살고, 존중할 상대방 앞에서 몸을 숙일 줄 알수록 나의 자존감은 올라가고 내가 더 성장할 수 있습니다. 나를 낮출수록 맘은 편안해지고 올라감을 알아차려 봅니다.

절은 나를 낮추는 몸의 표현이다

*24*mm 성장 소나무 🌲

관심

많은 사람들이 자기 마음을 알아주기를 바랍니다. 이런 내 마음을 알아주기를 바라는 마음을 관심 받고 싶은 마음이라 하고 그런 것에 목메어 있는 사람들을 관종이라 표현까지 합니다. 그런데 생각이 전파되는 과정을 보면 내가 어떤 정보를 감각으로 입력을 하고 생각이라는 과정을 거치고 말, 글, 행동으로 표현하는 출력의 과정을 거치고 그것을 다른 사람의 눈과 귀로 다시 입력을 하게 됩니다. 그리고 그 상대방의 생각, 출력이 나에게 다시 돌아오는 과정이 내 마음을 알아주는 과정이 됩니다. 그러나 나의 출력이 상대방의 입력이 될지는 상대방의 생각에 달려 있습니다. 또 상대방의 그 생각이 나에게 상대방의 출력으로 돌아올지는 더더욱 알 수가 없습니다. 그래서 나의 출력이 상대방의 출력으로 다시 나에게 돌아오는 이 길을 조금이라고 시간적으로 줄이기 위해 작게는 개인적으로 상대방에게 성의를 표시하고, 크게는 대기업과 같이 홍보를 하게 됩니다. 즉 시간적인 것을 줄이기 위해 돈과 노력이라는 에너지를 써야 그나마 표시가 납니다. 그러나 아무리 잘나가는 기업이 자기를 알아 달라고 홍보를 해도 관심 없는 사람은 관심이 없고, 아무리 보잘것없는 것 같아도 힘든 이에게 보내는 작은 성의가 감동으로 전파되기도 합니다. 즉 내가 알리는 것은 내 마음이지만 알아주는 상대방 마음은 그네들의 몫일 뿐입니다. 내 마음이 시간이 흐르고 인연이 닿으면 누군가의 마음에 들어갈 수가 있습니다. 이런 살아 있는 시간은 한정적이고, 그 시간에 내가 누군가의 마음에 닿을지는 알 수가 없으니 이런데 시간과 노력을 투자하는 이런 비효율적인 삶보다는, 오히려 이런 관심을 원하는 가장 힘든 사람들에게 내 마음을 글이든, 말이든, 작은 선한 행동을 하는 것이 관심 받고 싶은 사람에게 관심을 주는 것이므로 훨씬 효율적이고 내가 살아가면서 보람을 더 얻을 수 있음을 압니다. 내가 관심을 바라지 않고 꾸준히 수행하여 선함을 쌓으면 바라는 누군가와 인연에 닿아 또 다른 선한 영향을 끼칠 것을 알기에 오늘도 수행, 기부, 봉사로 하루를 시작하고 남에게 잘 쓰일 수 있는 주체성 있는 맘과 몸이 있음에 감사함을 느낍니다.

" 관심은 받는 것이 아니라 주는 것이다 "

25㎜ 성장 소나무 🌲

마음 I : 마음의 모습

마음은 투명한 구 안에 있는 움직이는 진자입니다. 구 안의 밝기나 투명도에 따라 시시각각으로 어두워지기도 하고 밝아지기도 합니다. 그래서 마음이 어두울 때는 말과 행동이 가라앉고, 밝아질 때는 말과 행동이 들뜹니다. 그리고 마음의 진자의 움직임이 거세지기도 하고 잔잔해지기도 합니다. 그래서 마음은 현재 마음에 닿는 정보인 감각과 과거의 정보인 기억으로 생각을 하기 때문에 한결같을 수가 없는데 우리는 마음이 한결같기를 바라기 때문에 괴로움이 생깁니다. 또한 구 표면에 진자가 자꾸 달라붙으려 합니다. 그래서 마음이 불안할수록 어디에 집착하려는 성향이 생깁니다. 그리고 진자는 움직이므로 구 표면 끝까지 진자가 올라갔다면 어느 순간 반드시 중력에 보태서 더 내려갑니다. 그래서 구 표면 바닥까지 진자가 내려가다 부딪히면 아픔이 생깁니다. 만약 구에 금이라도 생기면 트라우마라는 흉터가 생깁니다. 그래서 즐거움이 다하면 반드시 괴로움이 생기고 너무 큰 즐거움은 결국 트라우마를 만듭니다. 구 표면의 한 점이 사람들이 꿈꾸는 목표입니다. 본인이 정한 한 분야에 최고봉이 되려고 부단히 노력합니다. 그러다 포기하면 올라간 것 이상으로 내려가므로 진자운동의 큰 폭의 낙차가 생겨 큰 괴로움이 생깁니다. 이렇게 세상이 전문화, 세분화, 중독으로 마음이 극에 달하려 하니 편안할 수가 없습니다. 그래서 마음이 편안해지려면 진자를 덜 움직이려면 각자 마음의 진자를 덜 올려야 즉 즐거움을 덜 쫓아야 움직임을 최소화할 수 있습니다. 또한 바깥 환경에 덜 휘둘려야 마음의 움직임 폭이 줄어듭니다. 구 안이 밝아야 진자의 움직임을 보므로 마음이 밝도록 자발성을 키우고 햇빛을 많이 봅니다. 그리고 구가 맑고 투명해야 진자끼리 연결이 되므로 가만히 눈 감고 앉아 명상으로 마음의 먼지를 가라앉혀 봅니다. 이렇게 마음의 추를 들뜨지 않고 중심에 두려 하고 규칙적으로 움직이고 마음 내부가 밝고, 마음의 표면은 투명하게 유지를 하면 행복하고 편안한 삶을 더불어 살 수 있음을 깨닫습니다.

" 마음은 덜 들뜰수록 편안해진다 "

26㎜ 성장 소나무🌲

마음 II : 마음의 특징

마음은 실체가 없습니다. 무게도, 색깔도, 냄새도 없고, 만질 수도 없고, 보이질 않습니다. 그러나 내 마음과 상대방 마음을 느낄 수 있기 때문에 존재합니다. 기, 에너지, 파장, 방사선 등 존재하지만 보이지 않고 실체가 없는 것들이 있습니다. 또 마음을 두게 되면 그 대상을 알게 됩니다. 바이러스처럼 아무리 작든, 행성처럼 아무리 멀리 있든, 계속 마음을 두게 되면 알게 됩니다. 사람도 마음을 항상 두면 가족보다 더 가까이 알 수 있고, 마음을 두지 않으면 바로 남이 됩니다. 그리고 표현을 통해 마음을 전달을 할 수 있습니다. 속마음을 표현해야 알 수 있지, 표현을 하지 않으면 어떤 마음을 가지고 있는지 알기 어렵습니다. 눈의 밝기, 얼굴의 밝기, 말, 얼굴과 몸의 움직임 등으로 마음의 밝음과 어두움을 전달할 수 있고 상대방이 영향을 받을 수 있습니다. 그래서 마음은 주위에 쉽게 전염되기 쉬워 이런 것을 분위기라고 합니다. 또 마음은 늘 죽 끓듯이 움직입니다. 그래서 상대방 마음도 내 마음도 한결같지 않음을 받아들여 봅니다. 마지막으로 마음에는 에너지가 있습니다. 그 불이 세지면 밝아지고 꺼지기 시작하면 어두워집니다. 이렇게 마음은 실체는 없지만 존재는 하고 에너지가 있고 움직이고 대상을 알게 하고 그것을 표현하고 전달할 수 있는 신기한 마법 같지만 늘 우리에게 살아 있는 동안 늘 함께 존재를 합니다. 그러므로 상대방 마음도 내 마음도 이 신기한 신 같은 존재를 존중해 봅니다. 그러면 서로의 마음이 녹아서 평화로워지는 또 다른 마법을 경험하게 됨을 깨닫습니다.

"
마음을 두게 되면 알게 된다
"

27㎜ 성장 소나무 🌲

마음 III : 마음의 밝기

　　마음은 투명한 구 안의 추이고 그 움직이는 추 안에 등불이 있습니다. 그래서 마음속 등불이라는 표현도 있는데 이 등불이 밝아졌다 어두워졌다 합니다. 마음이 어두워지면 마음을 잘 내는 것을 어려워하게 되고, 속이 좁아지고, 자만하고, 화를 잘 내고, 욕심이 많아지고, 스스로 등불이 작다고 생각하니 남의 등불 크기에 관심이 많아져 비교라는 심리가 생기고 열등감과 자만심인 우월감이 왔다 갔다 하게 됩니다. 그러다 등불이 꺼져가면 점점 두려워지고, 슬퍼지고, 후회하고, 지학하고, 부끄러워하는 쪽으로 마음이 움직이고, 더 꺼지면 세상에 대한 큰 분노가 생겨 자해 또는 타해를 하고 등불이 완전히 꺼지면 자살이나 타살로 인간이 세상에 하나둘씩 사라지게 됩니다. 그러나 그 등불이 밝아지기 시작하면 자만하다 실패한 것에서 용기를 내고, 마음을 내어 자발성이 생기고, 상대의 의견을 받아들이고, 남을 이해하고 사랑하고, 남을 도와 보람을 느끼고, 마음이 편안해지고, 스스로 깨닫는 쪽으로 움직이게 됩니다. 즉 나의 깨달음은 마음의 등불이 가장 밝아졌을 때 일어나고, 나의 수치심과 자학 증세는 마음이 가장 어두워졌을 때 일어나는 마음의 움직임입니다. 그래서 어떤 마음을 일으키는가를 보면 내 마음을 밝기 정도를 스스로 파악할 수 있고, 모든 것에 마음의 등불의 밝기가 똑같은 것이 아니라 어떤 대상을 보고 이 사람에게는 사랑이 느껴지지만 저 사람에게는 두려움이 느껴지듯이 바라보는 대상에 따라 등불의 크기와 세기는 달라집니다. 그래서 어떤 대상에게 내 마음의 등불이 꺼져가는지를 알아차려 내 마음이 밝아져 봅니다. 이런 마음의 등불의 스위치는 "용기"입니다. 이 등불 스위치는 남이 켜줄 수 없고 스스로만 켤 수 있습니다. 그래서 내 마음 어두운 곳을 알아차려 용기라는 스위치로 등불을 켜서 마음을 둔 대상에 따라 내 마음을 점점 밝게 빛내 봅니다. 알아차림과 용기가 나의 깨달음으로 가는 소중한 매일의 수행 도구임을 압니다.

마음은 대상을 눈으로 보고 웃을수록 밝아진다

*28*mm 성장 소나무 🌲

소중함

　　어떤 물건을 새로 사면 소중하게 잘 사용하겠다는 말은 많이 씁니다. 그런데 나중에 시간이 흘러서 정말 그 물건을 소중하게 잘 썼는지 아니면 고장 나서 다른 더 좋은 물건을 사고 그 물건은 집안에 어디 있는지도 모르는지는 지나 봐야 알게 됩니다. 이렇게 물건을 소중히 여기지 않고 무시당하면 그 물건은 그 주인이 잃어버리든, 주인이 버리든, 결국 주인을 쉽게 떠나게 됩니다. 그러나 샀던 물건을 매일 닦고 관리하고 소중하게 쓰면 수십 년이 지나도 그대로 주인 곁에 머물러 있을 수 있습니다. 물건은 자연을 가공해서 온 것이라 자연의 일부입니다. 자연에서 태어나서 키우던 동물도, 같이 지내는 동료나 친구 또는 사랑하던 사람도 소중하게 대하면 오래도록 있지만 무시하고 관심을 두지 않으면 점점 사이는 멀어져서 결국 떠나게 됩니다. 자연의 땅과 물을 가진 국가도 마찬가지입니다. 우리 국민이 우리 국가를 무시하고 비난하게 되면 국가도 다른 나라에 빼앗기거나 잃어버리게 됩니다. 나는 자연에서 생긴 모든 것인 물건, 생명, 사람, 국가가 나로부터 가까워지게 될지 멀어지게 되는지는 나의 관심과 소중하게 바라보는 자세인 나의 마음 씀씀이로부터 오는 것을 깨닫습니다. 내가 무시하면 자연의 모든 것으로부터 멀어져 내가 오히려 무시당하고, 내가 소중하게 생각하면 그 대상도 나를 소중하게 생각하게 되어 그 대상이 나와 함께하는 자연의 법칙을 깨달음에 오늘 하루 감사한 마음입니다. 내가 무언가를 자꾸 잃어버린다면 그 대상을 소중하게 생각하지 않기 때문이고 소중함은 그것에 대한 여유로움에서 나오므로 나의 조급함이 대상과 멀어지게 함을 깨닫습니다.

소중함은
내 마음을 여유롭게 찬찬히 둘수록 생기는 심리이다

29㎜ 성장 소나무🌲

중독

내가 TV 드라마 속 이야기 흐름에 심취해 있으면 상대방이 보기에는 내가 TV에 빠졌다고 쉽게 알게 됩니다. 또 핸드폰에서 게임을 온라인으로 하면서 즐거워하면 상대방이 보기에는 내가 게임에 빠졌다고 알아차립니다. 정작 나는 몰입이 너무 되어 빠졌는지 모르는데 상대방 눈에는 내가 단맛에, 술에, 담배에, 이성에, 스마트폰 등에 빠졌는지를 쉽게 알 수 있습니다. 그리고 사람이 무엇에 빠지게 되면 이미 중독상태로 넘어가서 빠져나오기가 쉽지 않습니다. 그러면 왜 이렇게 사람은 잘 빠지게 될까요? 처음 시작은 재미에 있지만 깊은 원인은 심리 불안에 있습니다. 내가 시련의 아픔을 겪을 수록, 불안할수록 무언가 관심을 한 곳에 돌리려 하고 거기서 재미를 찾으면 몰입해서 빠지게 되고 나아가 중독으로 나아가게 됩니다. 중독의 시작은 즐거움으로 괴로움을 덮기 위함이고 그 근본 원인은 심리불안을 잠재우려 함에 있습니다. 그러나 심리불안을 그 동안 잠시 잠재우고 있는 것이지 심리를 근본적으로 안정화한 것이 아니라서 중독으로 빠진 것을 못 하게 되면 더 큰 괴로움과 불안에 빠지게 됩니다. 그래서 금단현상으로 마음의 깊은 불안함이 손 떨림으로까지 표현이 되는 것입니다. 그러면 어떻게 해야 할까요? 내가 무언가 빠지기 전에 내가 유혹에 빠지고 있는지를 미리 알아차려 봅니다. 가장 좋은 것은 쾌락의 씨앗을 심지 않으면 좋겠지만 씨앗을 심은 지 얼마 되지 않았더라도 알아차림만 유지한다면 그래도 중독으로 가기 전에 유혹에서 빠져나오기가 어렵지 않습니다. 이런 알아차림을 매일 수행으로 연습하기 위해 명상을 해 봅니다. 그래서 인생에 재미있는 것을 찾아 심리불안을 잠재우려 하지 않고 태평한 마음으로 명상하여 알아차림으로 무엇에 빠지지 않고 심리안정을 찾아 심리불안을 근원적으로 줄여 봅니다.

중독은 나의 심리불안을 즐거움으로 덮으려다
반복행동의 쌓임으로 생기는 현상이다

*30*mm 성장 소나무 🌲

부끄러움

　　나의 단점을 누가 물어본다든가, 내가 생각해 보게 될 때 어떤 단점이 있는지 잘 모르는 경우가 많습니다. "내가 뭘 못하지?" 하고 어떤 행위에만 초점을 맞추기 때문에 그럴 수도 있습니다. 나의 취약점을 알려면 내가 뭘 부끄러워하는가를 알면 됩니다. 마음의 밝기 중에 가장 어두운 것이 수치심 즉 부끄러움입니다. 카메라 앞에서는 것, 내가 학교를 어디 나왔는지 누가 물어보는 것, 얼굴이나 몸에 특정 부분을 좀 더 내놓기를 꺼려하는 것 등을 찾아보면 부끄러워하는 것이 어떤 것들인지 알 수 있게 되고 이런 부끄러워하는 것들로 나의 취약점을 나 스스로 더 알아차리게 됩니다. 이런 부끄러움은 어떻게 만들어지게 된 것일까요? 바로 과거의 나의 학습된 기준, 즉 부모님이나 선생님으로부터 수없이 들었던 것들에 의한 고정관념 때문에 그렇습니다. 또한 각종 미디어나 SNS의 발달로 생긴 얼굴, 몸매, 학업 스펙, 경제력, 인맥, 도덕성 등 사회적 기준들이 나의 약점이 점점 많다고 느껴지게 만들고 그 기준에 한참 못 미치는 것은 나의 부끄러움이 됩니다. 이런 부끄러움은 숨김을 만들고 나의 취약점을 만들어 나란 사람을 비참하게 만들어 극단적 선택 가능성을 만들기 때문에 반드시 극복을 해야 합니다. 그럼 어떻게 나의 부끄러움을 극복해야 할까요? 결국 내가 잘못 알고 있어서 생긴 부끄러움이라 굳이 사회적 기준을 옳다고 할 것이 없음을 알아차리면 됩니다. 그럼에도 부끄러움이 생기는 부분이 있다면 숨기지 말고 내어놓은 용기가 필요합니다. 이런 용기가 유일한 수치심 해결법이고 마음의 스위치를 켜는 것입니다. 그래서 부끄러움을 내놓으려면 두려움이 생깁니다. 이것은 마음이 밝아졌다는 좋은 신호입니다. 부끄러워서 숨기면 비밀이 되어 아무도 모르고 내놓았기 때문에 두려움이 생기는 것이니 숨김보다 두려움이 훨씬 더 마음이 밝아졌다는 뜻이고 더 용기를 내서 해 보려고 하면 답답함이 생기고, 더 용기를 내서 무언가 이루면 뻥 뚫린 가슴과 함께 자신이 잘했다는 자신감 생깁니다. 이렇게 부끄러움에서 용기를 내어 자신감을 느끼면 더 이상 나의 특정 부분의 트라우마나 취약점이 없어지게 되므로 나라는 사람이 꽤 괜찮은 사람임을 알게 되어 삶이 살만한 것임을 알게 됩니다. 나의 부끄러움은 나의 한 생각과 용기로 없앨 수 있음을 알고 나의 약한 마음을 내 안에 또 다른 내가 없앨 수 있음에 감사함을 느껴 봅니다.

"
부끄러움은 나의 약점이 드러나면서 생기는 심리로
내 스스로 드러내면 사라진다
"

*31*mm 성장 소나무 🌲

죄책감

살면서 죄책감을 느낄 때가 있습니다. 대상에 대해서든, 사람에 대해서든 죄책감을 느낄 수 있습니다. 이런 죄책감은 내 탓이라는 생각이 들거나 내가 어떤 잘못을 해서 벌을 받는다는 생각이 들 때 드는 느낌입니다.

여기서 어떤 잘못이란 사회적 기준, 내가 배워 왔던 교육, 부모님의 가르침 등에서 어긋난 행동을 했을 때를 말합니다. 시간상으로는 어떤 말이나 행동을 한 후 상대방의 반응이 화를 내는 등 굉장히 부정적으로 일어나거나, 시간상으로 한참 만에 일어난 부정적인 일이 나의 말과 행동과 연관이 있다고 알려졌을 때 벌 받는 마음, 죄책감이 일어납니다. 그리고 공간적으로는 상대방 문제로 생긴 것이 아니라 나의 문제로 생긴 것이라는 인식이 상대방을 통한 주위 환경 영향으로 생기게 됩니다. 그래서 결과적으로 부정적 마음이 나의 주위를 감싸게 되면 나의 마음은 굉장히 어두워지고 그것을 우리는 죄책감이라 이름 부르며 더 어두워지면 자기 존재 자체가 부끄러워지며 실제 자기에게 자해라는 벌을 줄 수 있게 되어 매우 위험한 신호라고 볼 수 있습니다. 그러면 일반적으로는 죄책감을 어떻게 탈피할까요? 보통은 내 탓이 아니라 상대방 탓이라는 주위의 이야기를 듣거나 스스로 생각의 전환으로 "결국 나의 문제가 아니라 상대방 문제이다"라고 합리화를 잘못해서 상대방에게 벌을 주는 복수를 꾀하게 됩니다. 이렇게 되면 타인에게 상처, 상해나 타살을 만드는 나의 인생을 더 큰 나락으로 빠지게 됩니다. 즉 죄책감을 현상적으로 벗어나려고 단순히 회피하려고만 하면 자해, 타해 또는 자살, 타살로 귀결하게 됩니다. 그러면 죄책감이 들었을 때 어떤 생각을 해야 할까요? 왜 이런 일이 생겼을까를 내 탓, 네 탓의 이분법으로 나누는 게 아니라 깊은 성찰을 해야 합니다. 잘못된 인연도 그 당시 시간적 상황과 공간적 환경에서 너와 나가 같이 있어 어우러져 생긴 것이므로 그 인연에서 나의 부분 (무의식의 잘못된 습관)을 참회하는 것입니다. 즉 사회적으로 옳다고 생각하는 부분에서 내가 어긋난 행동을 하게 된 이유는 내가 평상시 남에게 좀 더 배려하지 않고 내 마음 편하게 살아온 나의 무의식적인 습관의 어떤 행동이 특정 시간, 특정 장소에서 단지 남의 눈을 통해 발견되었을 뿐이라고 깊이 참회하는 것입니다. 나의 진정한 참회가 마음에서 일어나면 뜨거운 눈물을 흘리고 자신을 바꿀 수 있는 자아 성찰의 기회가 생기면서 자기 변화의 시작이 될 수 있습니다. 죄책감과 비난은 화살만 누구로 돌리느냐의 문제지, 속을 보지 않고 둘 다 겉을 바라본 같은 심리입니다. 일이 발생하면 나의 몸과 남의 몸을 원망하지 않고 나의 마음을 바라봅니다. 오늘도 아침에 참회하면서 나를 바꿔 가봅니다.

> **죄책감은 원인을 나로 보는 것이라,**
> **인연으로 만들어지는 것을 알면 죄책감은 사라진다**

*32*mm 성장 소나무 🌲

무기력

살다 보면 어느 순간 무기력해질 수가 있습니다. 마음 관점에서는 일을 하다 무언가 원하는 대로 잘 안되거나, 인생이 원하는 대로 잘 안 풀리게 되면 후회가 많아지고 우울해지는 경우가 많아져서 슬픔 뒤에 나는 뭘 해도 잘 안되나 보다 하고 무기력해지기 십상입니다. 의학 관점에서는 평상시 교감신경을 많이 써서 긴장을 많이 하여 스트레스 호르몬인 cortisol 호르몬을 많이 쓰고 집중이나 좋아하는 것에 집착하는 norepinephrine 호르몬을 많이 써서 부신이 약해지게 되고 일어서면 어지러워지는 기립성 저혈압이 생기는 것과 같은 상황입니다. 슬픈 마음이 더 어두워지면 마음 낼 힘이 없어지고 더 어두워지면 자기 탓을 하는 자학 증상이 생겨서 위험해집니다. 근원적으로는 왜 결과적으로 무기력해질까요? 이유는 심리 불안입니다. 인식심리와 기억심리를 몸움직임의 동작 심리보다 상대적으로 더 많이 쓰는 심리의 비대칭 사용이 내 몸을 이렇게 만들었습니다. 즉, 감각을 많이 쓰고 생각을 많이 하여 에너지 소모가 많아지게 되니 자주 피곤해지고 피로도가 올라가서 어지러워지고 힘이 없어져서 일하기도 귀찮아지고 집중이 그 전보다 잘 안되니 일이 잘 안 풀리게 되는 것입니다. 왜 그러면 감각을 많이 쓰게 되었을까요? 그것을 나를 보호하기 위함입니다. 특히 어릴 때 어려운 환경에서 크거나, 승리욕이나 비교심리가 강해지거나, 주위 사람이 힘들게 하게 되면 그렇습니다. 늘 남과 비교하고 내가 더 나아야 한다는 생각이 강하면 온 힘을 남을 밟고 올라서는 데 에너지를 다 쓰게 되기 때문에 언젠가는 힘이 다하면 무기력해질 수밖에 없습니다. 그러면 어떻게 해야 할까요? 달콤한 무언가를 먹어 당장 급속 충전해서 표면적으로 해결하려 하기보다는 핸드폰을 그만 보고 눈을 감고 먼저 쉬어 주어야 합니다. 피곤해진다는 것은 쉬라는 신호입니다. 그리고 잠을 규칙적으로 일찍 자야 합니다. 그래서 에너지를 덜 쓰고 재생하는 시간을 주어야 합니다. 그리고 햇빛을 많이 봐서 에너지 충전을 하도록 해야 합니다. 그렇게 한 달 두 달 하다 보면 몸에 에너지가 쌓이게 되고, 힘이 나게 되고 그러면 감각 사용보다 몸 움직임에 집중하면서 몸이 살아나고 그러면 의욕이 살아나게 됩니다. 내가 살아 있음을 느낀 이후, 더 이상 비교하지 않고, 이기지 않고 받아들이며 시간 날 때마다 눈을 감고 근본 원인인 심리불안을 줄이기 위해 명상을 하면서 살아 숨 쉬는 나 자신의 소중함을 느껴 봅니다.

> **무기력은 나의 에너지 과소비로 생김을 알고
> 명상으로 소비에너지를 차단한다**

33mm 성장 소나무 🌲

슬픔

슬픔이란 인간의 인생사에 항상 존재하는 감정입니다. 이 슬픔은 내가 상대방이나 주위 환경에 맞설 힘이 없어져 가고 있음을 알게 될 때 나오는 감정 심리입니다. 즉 슬픔은 당시 나의 기력이 상대적으로 약하다고 느껴질 때 일어나는 감정입니다. 그러면 왜 나의 힘이 약하다고 느낄까요? 그것은 어떤 일이나 목표를 위해 열심히 해 보았는데도 자꾸 실패하게 되는 경험이 쌓이거나, 상대방과 어떤 갈등이 생겼을 때 상대방이 화를 내거나 무력을 사용하게 될 때, 또는 인생을 살아가면서 자꾸 꼬이거나 뭘 해도 잘되지 않을 때 자신의 힘이 약해서 그렇다고 느끼게 됩니다. 이 감정이 오래가게 되면 과거의 자기가 힘이 약했던 시련의 시기, 후회했던 시기를 되돌아보면서 감정의 늪에 빠져 우울증이 생겨 헤어나기 힘든 경우도 생길 수 있습니다. 이런 경우 술이나 마약에 빠져 현실을 마주하기 싫고 그냥 회피하려는 행동들이 일어나게 되고 급기야 알콜중독, 마약중독에 빠집니다. 이런 상황이 결국 실제 무기력을 만들고 인생이 실제로 위험에 빠지는 쪽으로 가게 됩니다.

그러면 어떻게 슬픔을 해결해야 할까요? 먼저 알아차리기가 중요합니다. 내가 슬픔의 감정에 빠졌다는 사실과, 슬픔은 내가 힘이 상대적으로 약하다고 느끼기 때문이라는 사실을 알아차리는 것입니다. 내 힘이 약하다고 생각해서 누군가에게 자꾸 의지하려 했다는 사실도 알아차립니다. 그 당시 상대적으로 내 힘이 약하다고 느꼈던 것이지, 실제 내 힘이 약한 것은 아닙니다. 그러면 내 힘을 다시 회복하고 강하게 만들면 이런 슬픔 감정은 사라집니다. 그러려면 나의 힘에서 새고 있는 출력을 막고 힘이 충전되는 과정을 올리고, 힘을 불어넣어 줄 입력을 올립니다. 이 출력은 내가 쓰는 감각과 생각입니다. 늘 보고 생각하는 것을 멈추어야 합니다. 시간 날 때마다 핸드폰을 보는 것이 아니라 시간 날 때마다 눈을 감고 시각 사용을 멈춥니다. 그러나 몸동작은 늘려야 합니다. 근육은 쓰고 나면 더 많이 쓰도록 피를 당겨오기 때문에 움직임을 늘려야 합니다. 힘이 충전되는 시간인 밤 10시-새벽 5시까지만 잠을 잡니다. 더 자면 더 처지게 되기 때문에 이 시간에만 자고 규칙적으로 기상합니다. 그리고 가장 중요한 입력인 음식을 규칙적으로 먹어봅니다. 달콤한 입맛을 충족시켜 주는 가공 탄수화물로 몸을 오염시키지 않고 채식으로 규칙적으로 하루 세 번 차에 기름을 충전하듯 충전합니다. 그리고 우리 몸의 힘의 원천인 공짜 청정에너지인 햇빛을 최대한 많이 봅니다. 이렇게 나의 몸의 힘 관리를 해서 입력, 과정, 출력을 관리하면 나의 실제 힘이 충전되고 살아남을 느끼게 되며 슬픔이라는 감정이 점점 사라지게 됩니다. 그리고 나의 주위 환경이 실제 나를 위협하는 것이 아니라 내가 그렇게 바라본 나의 착각임을 알고 나의 정신력을 강화하기 위해 감각과 생각 멈춤인 명상을 매일 해 봅니다. 오늘 하루도 아침밥과 잠, 명상으로 충전한 나의 힘을 남을 위해 보람되게 쓰면 다시 상대방의 웃음으로 나의 힘이 더 충전됨을 느껴 봅니다.

> **슬픔은 대상보다 힘이 없어져 갈 때 생기는 심리로 음식으로 에너지를 충전하고 감각소비를 줄이면 슬픔은 줄어든다**

*34*mm 성장 소나무

두려움

살면서 두려움을 느낄 때가 종종 있습니다. 두려움과 비슷한 감정이 무서움이나 놀람인데 무서움은 나보다 힘이 아주 세다고 느낄 때 생기는 심리이고, 놀라움은 내가 인식하는 속도보다 더 빠르게 예상치 못하게 나에게 다가올 때 힘이 느껴지는 심리입니다. 그래서 두려움이 씨앗이 되어 무서움이나, 놀라움이 생기는 원리라 두려움을 알면 이 세 가지 감정을 다 극복할 수 있습니다. 두려움이란 어떤 대상이 나의 힘보다 상대적으로 셀 수도 있다는 가능성이 느껴질 때 나오는 심리현상입니다. 특히 어떤 대상에 대한 정보가 없어 잘 모를 때 내가 견뎌 낼 힘보다 더 세지 않을까 하는 막연한 두려움이 더 생깁니다. 그래서 두려움은 상대의 실체를 잘 몰라서 내가 가지고 있는 힘이 상대적으로 약할 수도 있다는 가능성이 점쳐질 때 생기고 나아가서 부딪혀 보니 내가 상대적으로 약하다고 느끼면 슬픔이 생깁니다. 두려움에서 슬픔으로 나아가 더 걷잡을 수가 없어집니다. 이렇게 두려움은 나의 에너지를 많이 쏟게 되는 씨앗이 되므로, 인생을 살아가는 데 힘이 들지 않고 편안하기 위해 두려움은 극복하는 것이 반드시 필요합니다. 그러면 어떻게 두려움을 극복해야 할까요? 먼저 그 대상에 회피가 아니라 관심을 쏟습니다. 관심을 가지면 그 실체를 알게 되는 마음의 특성이 있습니다. 우리가 코로나를 두려워했지만, 코로나가 연구되어 알고 나니 조심만 하면 되지 두려워하거나 무서워하지 않게 되듯이 이렇게 실체를 연구해서 알게 되면 두려움을 줄일 수 있습니다. 또한 상대적으로 상대가 힘이 셀 수 있다고 알게 되더라도 상대의 약점을 알게 되면 두려움이 줄어듭니다. 두려움을 완전히 극복하려면 대상과 부딪혀서 싸워 보려는 용기가 필요합니다. 실제 부딪혀 보면 두려울 존재가 아님을 알게 되면 두려움은 사라집니다. 그러나 이 또한 인생을 힘의 세기로만 비교해서 이기고 지는 게임에서 이기려고 안간힘을 쓰고 이기더라도 자만에 빠지고 결국 어느 순간 빈틈이 생겨 다시 질 수 있는 위험에 빠져 나의 힘을 승부에만 쓰게 됩니다. 그냥 두려움이 느껴지면 용기를 내어 바라보고 비교라는 틀에서 빠져나와 실체를 꿰뚫어 알아보면 마음에서 두려움이 사라집니다. 상대에게 이기려 하지 않고 편안하게 바라보면 내 마음이 편안해짐을 깨닫습니다.

66
두려움은 대상이 힘이 더 셀 수 있다고 느낄 때 나오는 심리로
대상에 마음을 두어 알게 되면 두려움은 줄어든다
99

*35*mm 성장 소나무 🌲

욕망

상대방이 나보다 힘을 좀 더 가지고 있을 거라는 가능성이 생기는 심리가 두려움이라면 비로소 내가 힘을 더 가지려는 비교우위의 힘이 욕망으로 표현이 됩니다. 이런 욕망은 삶의 원동력은 될 수 있습니다. 내 안의 꿈틀거림이 있기 때문에 비로소 삶의 욕구가 생기지만 문제는 기본적 삶의 욕구가 아닌, 상대적 비교우위 욕구인 욕망입니다.

욕망은 다른 사람보다 더 잘 되려고 하는 마음이 담겨 있어서 자칫 남을 누르고 남에게 심적 압박을 주면서 자기 욕구를 채우려는 것이 생길 수도 있어서 남에게 물질적 또는 정신적 피해를 주면서 자기 욕망을 채우려고 살아가게 되면 결과적으로 상대방에게 입혔던 피해가 어떤 식으로든 언젠가는 다시 자기에게 돌아오게 됩니다. 왜냐면 피해를 입었다고 생각되는 상대방이 가만히 있지 않게 될 수 있기 때문입니다. 그리고 욕망을 채우면 즐거움이 생기지만 욕망을 채우지 못하게 되면 괴로움이 생기기 때문에 이 괴로움을 덮으려고 더 큰 즐거움에 빠지게 되고 술, 담배, 음식, 취미 등 어떤 즐거움에 집착하게 되고 그것을 못 하는 경우가 발생하게 되면 화를 내거나 슬퍼지거나 더 큰 괴로움에 빠지게 되면서 인생이 나락으로 빠지게 될 수도 있습니다. 그래서 욕망으로부터 빠져나와야 인생의 괴로움에서 벗어날 수 있게 됩니다.

그러면 어떻게 해야 욕망으로부터 빠져나오게 될까요? 즐거움과 괴로움의 뿌리가 욕망이고 동전의 양면이므로 즐거움을 버려야 괴로움이 같이 사라지게 됩니다. 술이라는 즐거움을 버리면 다음 날 속쓰림이라는 괴로움이 같이 사라지고, 달콤함의 즐거움을 버리면 비만이라는 괴로움이 사라집니다. 욕망이 나의 괴로움의 시작임을 알고 기본적 삶의 욕구 말고는 남들에게 피해를 주면서까지 더 잘 살려는 욕망을 매일 명상으로 내려놓아 봅니다.

“
**욕망은 내가 힘을 더 가지려는 비교우위의 힘이 표현된 것으로
즐거움을 먹이로 삼는다.**
”

36㎜ 성장 소나무

불편함

불편함은 괴로움의 씨앗입니다. 이 불편함이 커져서 답답해지고 짜증 내고 화나고 원망하다 일이 생기게 됩니다. 그래서 이 불편함을 알아차려서 해소하는 것이 정신 건강에 좋습니다. 그러면 왜 이런 불편함이 생길까요? 보고 듣는 감각 정보와 생각의 정보가 옳고 좋은 것이면 취하고, 또는 그르고 싫은 것을 취하면 불편함이 생기지를 않습니다. 불편함은 하고 싶은데 하면 안 되고, 하기 싫은데 해야 하면 생기게 됩니다. 즉 좋은 것이 그른 것과 상충하고, 싫은 것이 옳은 것과 상충할 때 고뇌가 생기고 불편함이 생깁니다. 이성의 뇌인 대뇌에서는 옳고 그른 것으로 판단하고, 감정의 뇌인 변연계에서는 좋고 싫음을 판단하는데 서로 상충이 될 때 대뇌와 변연계가 갈등이 일어나는 것이 마음의 불편함으로 느껴지게 됩니다. 그러면 이 불편함을 어떻게 해소할 수 있을까요? 먼저 불편한 마음을 알아차립니다. 그래서 뇌의 위아래에서 서로 갈등을 일으키려 한다는 것을 먼저 알아차려 봅니다. 그러면 옳고 그르다는 내용은 대부분 윤리, 도덕, 규칙, 법과 관련된 것이 많아서 이것을 내 마음에 맞게 바꿔가면서 불편함을 해소하기는 현실에서 쉽지 않습니다. 그러면 좋고 싫음의 나의 감정을 옳고 그름에 맞추는 것이 불편함을 해소하는 데 좀 더 현실성이 있습니다. 그래서 갈등이 일어나는 내용이 옳은 것이면 즉 해야 하는데 하기 싫으면 그냥 해 버리고, 내용이 그른 것이면 즉 하면 안 되는데 하고 싶은 것이면 그냥 하지 않으면 가장 마음이 편하게 됩니다. 그런데 문제는 하기 싫은 마음과 참는 마음을 조절하는 데 있습니다. 이럴 때는 나를 변화시키면서까지는 하기 싫은 게으른 내 마음을 살펴서 부지런하지 않음을 깨우쳐 부지런하도록 변화하는 좋은 기회로 삼아 보고, 참고 싶은 내 마음을 살펴서 참지 않으면 남이 상처받고 참으면 내가 상처받음을 알고, 나에게 도움이 되는 일이라 하지 않아야 하는 것인데 내가 이런 것을 미처 몰랐고 만약 지금 참지 않고 표현했더라면 나중에 화근이 나에게 돌아올 것을 미리 상대방이 막아준 것을 알아 감사함을 느끼게 되면 참을 것이 없음을 알게 됩니다. 이 불편함이란 내가 부지런하지 않고 미처 잘 몰라 무지로부터 생긴 문제임을 알고 꾸준히 정진하여 지혜를 닦아 나를 변화시키면 내 안에 불편함이 사라지고 편안한 나를 맞이하게 됨을 깨닫습니다.

> 불편함이 생기려 하면 뇌 안에서 서로 충돌하려는 것을 알고
> 이기지 않고 그냥 받아들여본다

*37*mm 성장 소나무

답답함

우리는 세상을 살면서 답답해하는 경우가 많습니다. 이런 답답함은 주로 자기가 원하는 대로 되지 않았을 때 주로 발생합니다. 그런데 이런 답답함이 생기면 자기도 모르게 한숨이 잘 생기고, 참다가 터져서 화를 내어 상대방과 갈등을 일으켜 나중에 스스로 후회할 일을 만들든지, 참다가 스스로 곪아 터져 속병을 앓게 되든지 해서 결국 참아도 참지 않아도 둘 다 자기를 괴롭게 만든다는 것을 알게 됩니다.

도대체 이런 답답함은 왜 생기고 어떻게 하면 답답해서 한숨 쉴 일을 안 만들게 될까요? 답답함은 자기 뜻대로 안 되어서 생기는 것인데 그 저변에는 내가 맞다는 생각과 자존심과 고집이 깔려 있습니다. 그렇지만 내가 맞다고 하는 것은 어떤 배운 관념에서 시작되었고 그 관념이 세상 모든 사람이 인정할 진리가 아닌 경우가 대부분이라 답답함의 뿌리도 잘못된 시작이고 답답함을 풀려고 세상을 내 원하는 대로 할 수도 없는 것이 현실입니다.

즉 시작이 잘못되었으니, 현상적으로 답답함이라는 것이 생겼고 더 나아가보더라도 결과적으로 자기만 손해가 나는 꼴이 됩니다. 그러면 왜 이런 잘못된 시작을 하게 되었을까요? 바로 무지 때문입니다. 서로 생각하는 방향이 다르면 답답함이 생깁니다. 또 서로 생각이나 행동하는 속도가 다르면 답답함이 생깁니다. 즉 서로의 생각과 행동의 뿌리인 마음의 방향과 속도가 서로 일치해야 답답함이 사라지고 마음이 뻥 뚫립니다. 우리 둘만의 마음은 맞더라도 집단의 마음이 다르면 서로 갈등이 생기고, 종교가 다르면 서로 갈등과 답답함이 생깁니다.

이 세상 사람들의 마음이 다 달라 서로 다름을 인정하면 다름을 인정한다는 마음만의 방향과 속도는 맞출 수 있습니다. 다름을 인정하는 것이 남을 존중하는 것입니다. 내가 상대방을 존중하지 않아 답답함이 생겼음을 알고 나 아닌 모든 사람을 소중한 인격체로 존중해 봅니다. 답답함이 생길 때는 남을 보지 않고 나를 살펴 남을 존중하는 마음을 가지면 나도 상대방으로부터 존중받고 나도 나를 존중하는 존중감이 저절로 생겨 답답함이 나를 사랑하게 하는 신호임을 깨닫습니다.

66

답답함이 생겼을 때 나를 살피면
비로소 나와 남이 보인다

99

*38*mm 성장 소나무 🌲

짜증

살면서 답답함을 느끼다 보면 언젠가 바깥으로 얼굴에 표현되는 모습이 짜증스럽게 바뀝니다. 이 짜증스러운 모습을 상대방이 봤을 때 '나를 부정적으로 보는구나, 달갑지 않게 생각하는구나'로 받아들이게 됩니다. 이런 짜증은 좀 더 강도가 세지면 화가 되고 분노가 되어 상대방에 정신적, 물질적으로 피해를 주게 되어 결과적으로는 나에게 정신적 물질적 피해가 돌아오게 됩니다.

그러면 왜 짜증이 나고 어떻게 하면 짜증이 생기지 않을까요? 짜증이 나는 이유는 답답함의 쌓임이고 이 답답함은 옳고 그름을 관장하는 대뇌피질과 좋고 싫음을 관장하는 변연계의 충돌에서 생기는 것입니다. 즉 뇌의 위아래층에서 상호연결되지 않고 갈등과 충돌이 생겨 엄청난 에너지를 소모하게 되고 뇌 안에서 국지전이 일어나면 우리 몸을 보호하려고 우리 몸을 편안하게 하려는 부교감신경체계보다는 긴장하게 만드는 교감신경체계로 빠지게 됩니다. 그러면 교감신경작동으로 인해 목소리가 커지고, 눈을 부릅뜨게 만들고, 국지전을 관장하는 전두엽의 열을 식히기 위해 미간을 찌푸리게 됩니다. 그러면 그것을 바라보는 상대방은 부정적 시선으로 바라보게 되고 상대방도 교감신경작동으로 미간이 찌푸려지면서 말싸움이 날 수 있는 씨앗을 만들게 됩니다. 즉 나의 부정적 시선이 나의 교감신경을 자극해 상대방의 부정적 시선을 만들어 상대방의 교감신경을 자극하여 결국 서로 화를 돋우는 행동인 싸움을 만들어 서로 피해를 보게 됩니다.

그러면 어떻게 짜증을 없앨 수 있을까요? 먼저 짜증이 나기 전 내가 짜증이 날 때 늘 하는 무의식의 행동을 알아차려 봅니다. 눈을 감고 이마나 미간을 쓰다듬

는다든지, 상대방 앞에서 팔짱을 껴서 나를 보호하려는 무의식 행동들을 알아차려 내가 짜증이 나기 시작한다는 것을 알아차려 보면 더 진행됨을 멈추고 내가 또 잘못된 길로 빠지려 한다고 실소를 해서라도 방긋 웃어 넘겨 봅니다. 짜증날 때 나의 무의식 행동을 핸드폰으로 사진을 찍어서 한 번씩 보면 알아차리기 쉬울 수 있습니다. 오늘도 미간이 찌푸려 짜증이 나려면 미간을 다시 펴서 나를 위해서도 남을 위해서도 방긋 웃어 봅니다.

> ## 눈썹 사이가 넓어지면 마음 그릇도 넓어진다
>
> *39*mm 성장 소나무 🌲

삐딱함

우리는 어떤 사람이나 어떤 상황을 삐딱하게 보는 경우가 있습니다. 그러면 어떤 일이나 사람에 대해 비판을 많이 하게 되고 비난하는 경우도 늘어나게 됩니다. 이런 것이 왜 생기게 될까요? 원래 그 사람 자체가 삐딱하다고 얘기하는 경우도 있지만 그 사람에게 처해지는 주위 상황이 남에게 자꾸속는 경우가 생기게 되면 자기 방어를 위해서 상대방의 말을 그대로 듣지 않고 삐딱하게 듣게 되고 상대방을 삐딱하게 보게 되는 경우가 생깁니다. 즉 주위 환경은 거세지고 자기 마음은 거기에 비해 상대적으로 약한 경우 마음을 조금만 열게 되면서 방어하는 자세로 삐딱해지게 됩니다. 이런 마음을 약간만 여는 방어로 몸은 상대방을 정면으로 바라보지 않고 사선으로 되어 있으며 팔짱은 끼고 턱을 만지고 고개를 약간 비켜서 들고 눈을 사선을 치켜뜨면서 눈썹을 한쪽으로 올리는 자세를 취하게 됩니다. 결국 삐딱함은 의심의 눈초리로 아직 마음을 열지 말지가 결정이 안 된 상태를 뜻하게 됩니다. 이런 상황이 살면서 계속 되게 되면서 즉 사람을 잘 못 믿는 경우가 계속 생기면 나중에 "그 사람이 삐딱하더라"고 입에 오르게 됩니다. 그래서 결과적으로 스스로 안 좋은 영향을 주므로 이런 삐딱함을 고치는 게 좋습니다.

그러면 어떻게 삐딱함을 고칠 수 있을까요? 먼저 삐딱한 자세를 취하는 것을 알아차리고 고쳐야 합니다. 경청하는 자세로 상대방을 바라보고 최대한 상대방 입장에서 생각해 본 후 자기 의견을 얘기해 봅니다. 수용할 수 있으면 수용하고 자기 상황에서 수용하기가 어렵다면 상대방의 입장을 고려해서 왜 수용하기가 어려운지를 허심탄회하게 얘기를 하는 것이 좋습니다. 말로는 상대방을 입장을 배려한다면서 상대방을 배려해서 어쩔 수 없이 내가 이렇게 수용을 못한다는 식으로 말을 하게 되면 결국 상대방은 남 탓을 한다고 받아들이게 되므로 남을 방패 세워 얘기하지 말고 현재 자기의 입장을 솔직하고 분명하게 얘기를 하는 것이 상대방도 삐딱한 방어를 하다 자세를 고치게 되고 나도 삐딱한 마음을 풀게 됩니다. 오늘도 이런 삐딱한 방어 자세를 내려놓고 상대방에게 솔직해져 보는 나를 마주해 봅니다.

" 삐딱해지면 눈썹 끝이 올라가므로 상대방의 말을 귀기울여
나의 눈썹 끝을 내려 방어자세를 풀어본다 "

*40*mm 성장 소나무 🌲

못마땅함(불평)

누군가 나에게 기분이 거슬리는 얘기를 했다면 답답함이 생기다 짜증이 올라오면서 눈살이 찌푸려지고 못마땅한 얼굴 표정을 짓게 됩니다. 더 나아가서는 다물던 입도 열고 목소리 톤이 올라가고, 끼던 팔짱을 풀고 손이 올라가고 상대방도 같은 못마땅한 표정과 소리를 내면 내가 손을 내려치게 되고 더 심하게 나아가면 발이 올라가거나 발을 쳐서 화를 터뜨리게 됩니다. 결국 서로의 갈등이 처음에는 얼굴 표정에서 다음에는 소리로, 다음에는 손 행동, 발 행동, 몸 행동으로 점점 큰 근육들을 쓰게 되어 말과 소리로는 남의 정신적 피해를 입히고, 행동으로는 물질적, 육체적 피해를 입혀 결과적으로는 서로에게 후회할 짓만 하게 됨을 나중에 물질적, 육체적 피해를 입히고 나서야 깨닫습니다.

그럼, 어떻게 처음부터 못마땅한 표정을 지을 때부터 알아차려서 이런 후회할 어리석은 짓을 하지 않게 될까요? 어떻게 못마땅한 기분을 더 키우지 않게 될까요? 먼저 못마땅한 불편한 나의 기분이 왜 생기는지부터 알아야 합니다. 이것은 상대방에게 원인이 있는 것이 아니라 '내 말이 맞다, 내가 옳다'는 나의 유연하지 않은 딱딱한 생각이 있어 상대방이 내 생각과 반하는 얘기를 꺼냄으로써 '어디 감히 네가 그럴 수 있나'라는 상대방을 무시하는 감정으로 바라보는 나의 마음에 있음을 알아야 합니다. 그런데 남을 불쾌해하고 무시하는 생각에 빠지면 그것은 보이지 않고 내 생각을 더 지키려는 방어심리가 작동하고 소리, 행동으로 옮겨져서 화를 자초하게 됩니다.

그러면 나의 못마땅한 불편한 기분을 빨리 알아차려서 기분을 감정으로, 또 감정을 표현하는 표정, 소리, 몸짓, 행동으로 키우지 않아야 합니다. 그러려면 나의 숨소리의 거칠어짐, 목소리 톤이 커짐을 통해 알아차릴 수 있고 이것이 잘 안 되면 상대방의 숨소리의 거칠어짐, 목소리 톤이 커짐을 통해 나의 언짢은 기분을 상대방이라는 거울을 통해 알아차릴 수도 있습니다. 웬만해서 스스로 알아차리기 어렵다면 상대방의 눈빛, 표정, 소리, 몸짓은 나의 거울이므로 나를 알아차리는 좋은 지표로 활용해 봅니다. 나의 거친 숨소리, 목소리는 나의 평정심이 평상시 있어야 알 수 있습니다. 상대방의 기분에 내가 휘둘리지 않는 평정심, 남의 말을 잘 귀 기울이는 존중심은 명상을 통해 훈련할 수 있습니다. 나의 매일 아침 명상과 기도가 나를 알아차릴 수 있는 좋은 도구임을 알고 오늘도 정진해 봅니다.

불편을 키우면 불평이 된다

41 ㎜ 성장 소나무

부러움(시기심)

세상을 살다 보면 부러움인 시기심이 가득한 사람들이 제법 있습니다. 시기심은 남이 나보다 잘 되는 것을 부러워하는 마음에서 시작되는 것인데 나중에는 미워하는 마음이 들게 되며 지나친 시기심은 질투심으로 발전하게 됩니다. 일반적으로 못마땅함이 남을 못마땅하게 생각하는 것이라면 남과 비교해서 나를 못마땅하게 생각하는 것이 시기심입니다. 이 시기심은 회피심리, 소극적 방해심리, 적극적 방해심리, 공격심리의 4가지 유형이 있습니다. 첫 번째는 시기심이 발동했을 때 부러워하는 남을 피하는 것입니다. 남과 비교되는 자기가 초라해지니 회피심이 발동하게 됩니다. 두 번째는 시기심이 발전되어 미움이 생겨 불편한 마음을 말로 표현합니다. 그래서 누군가 잘되고 있는 그 사람에 대한 긍정적 얘기를 할 때 동조하지 않고 애써 그 사람을 폄하하는 나를 보게 됩니다. 세 번째는 그 사람에 대한 시기심을 가신 사람끼리 마음으로 한패가 되어 모의하고 그 사람을 깎아내리는 방향이 있다면 말로만 하는 것이 아닌 실제 행동으로 옮기게 됩니다. 그래서 집단행동으로 보이지 않게 그 사람을 끌어내리도록 에너지를 쏟게 되고 그것이 먹혀들어 가게 되면 상대방을 비웃고 그것을 즐거움으로 삼게 되어 심하면 그 즐거움에 빠져 중독화 될 수 있습니다. 네 번째는 그 사람보다 더 잘 되어야겠다는 동기부여를 스스로 하여 부단한 노력으로 실제 눈에 보이는 경쟁에서 이겨 승리의 쾌감을 맛보는 사람도 있습니다. 이 4가지 유형 중 그나마 현명한 것이 회피하여 경쟁체제에 들어가지 않는 것입니다. 뒤 세 가지 유형은 모두 나를 살피지 않고 남에게 자기의 에너지를 빼앗기는 것입니다. 나보다 뛰어난 사람을 말로써 깎아내리거나, 집단행동으로 깎아내리는 것은 자기의 인생 중 상당한 시간을 남에게 도움을 주는 데 할애하는 것이 아닌 남에게 정신적, 육체적 피해를 주는 데 할애를 하는 것입니다. 즉 어리석은 생각에 빠져 안타까운 남의 인생을 사는 것입니다. 경쟁에서 이기려고 하는 것은 자기 발전으로는 좋을 수는 있어도 자기 인생 목표를 자기 변화가 아닌 남을 밟고 올라가는 것에 두는 것이라 그 산의 정상에 올라가면 잠시 짜릿함 뒤 보람이 아닌 목표를 잃은 허탈감이 찾아오게 됩니다.

그러면 어떻게 하는 것이 현명한 일일까요? 나보다 뛰어난 사람이 있다면 시기심이 아닌 존경심으로 그 사람의 장점을 배워 보는 것입니다. 그리고 시기심은 나를 못마땅하게 여긴 내면의 열등감인 자신의 문제를 남을 깎아내리는 쪽으로 표현하는 미성숙한 방어기제이므로 시기심이 생긴다면 나의 열등감을 피하지도 말고, 타인을 비방하지도 말고 나의 약점을 고쳐 봅니다. 그 사람을 스승으로 삼아 나의 약점인 열등감을 드러내어 나의 속도에 맞게 고쳐 봅니다. 나의 주위에 뛰어난 사람은 시기 질투의 대상이 아닌 나를 변화시킬 수 있는 스승임을 깨닫습니다. 오늘도 비교심에서 벗어나 남이 아닌 나를 살펴 정진합니다.

66

시기심의 크기와 나의 퇴보는 비례한다

99

*42*mm 성장 소나무 🌲

깔봄(무시)

시기하는 심리가 남이 나보다 낫다고 생각하지만 애써 내리는 것이라면, 남을 깔보는 무시하는 심리는 남이 나보다 못났다고 생각해서 그냥 내리는 것입니다. 무시하는 입장에서는 대상을 소중하게 생각하지 않고 관심을 꺼버리는 것이고, 무시당하는 입장에서는 내가 어떤 대상으로부터 존중받지 않고 바라보는 사람이 하나씩 줄어들어 연결성이 끊어진다는 것입니다. 현대사회는 점점 물건, 생명, 사람을 점점 소중하게 생각하는 것이 급격하게 줄어들고, 오히려 무시하는 대상들이 점점 늘어나고 있습니다. 무시하는 심리는 남을 내림으로써 나를 상대적으로 올리려는 심리입니다. 이런 심리는 공부를 하든, 돈을 벌든 어떤 노력을 기울이지 않더라도 쉽게 남을 내림으로써 나를 상대적으로 쉽게 올릴 수 있어 더욱 남을 무시하려 하기 쉽습니다. 이런 나를 쉽게 올리고 싶어 하는 무시심리가 학교 폭력이나 군대 폭력, 직장 따돌림 등이 일어나는 근원적 발생 이유입니다.

그런데 문제는 어떤 대상을 무시하게 되면 연결성이 끊어져서 관심을 두지 않아 그 대상이 점점 아파하게 되고 죽어가는 쪽으로 가게 됩니다. 키우던 식물도, 키우던 애완동물도 무시하고 돌보지를 않으면 오래되지 않아 아파하고 병들어 죽게 되고, 돌보던 사람도 무시하게 되면 아파해서 자기 주위를 떠나거나 쉽게 병들거나 급기야 사망에 이르게 됩니다. 그런데 무시를 하는 사람의 대상이 이런 식으로 점점 자기 곁을 떠나가니 종국에는 무시한 사람 주위에 아무도 남지 않게 되어 자기가 아파지고 정신적으로 힘들어지고 병이 들고 결국 보살펴 주는 사람이 없어 결국 이 세상을 떠나게 됩니다. 그러므로 이런 무시심리는 남도 떠나가고 나도 떠나가도록 연결성을 스스로 끊는 것이므로 결과적으로는 모두에게 엄청난 큰 타격을 주게 됩니다.

그러면 내 안에 있는 이런 무시무시한 무시심리를 어떻게 없어지게 할까요? 무시가 인연을 끊듯이 연결을 끊는 것이므로 다시 연결하여 대상에게 관심을 보여 주는 것입니다. 그래서 대상에게 눈으로도 따뜻하게 바라보고 입으로도 따뜻한 말을 건네서 눈을 서로 마주치고 방긋 웃어 주면 그제야 서로 연결이 되어 상대에게 기가 건네지고 그 기를 통해 상대방도 방긋 웃게 되어 더 가까운 연결성이 생기게 됩니다. 그 대상이 사람이든, 동물이든, 식물이든, 하물며 물건이든 따뜻하게 대해주는 소중함을 건네주면 연결이 되어 나에게 소중하게 다시 다가와 나를 보살펴 주게 됩니다. 무시로 모두를 잃지 말고 관심과 소중함으로 모두를 나와 연결해서 살려봅니다. 오늘도 만나는 대상과 사람들에게 방긋 웃어 서로 연결의 힘을 느껴 봅니다.

66

무시는 떠나게, 관심은 오게 한다

99

43 mm 성장 소나무

노여움(화)

우리는 일상생활에서 화를 낼 경우가 생깁니다. 마음이 노여워져서 화를 내기도 하고, 참아야 하는 경우도 있습니다. 인생을 살다 보면 화를 크게 내면 낼수록 속은 더 시원한데 후회는 더 커지는 것을 뒤늦게 아는 경우가 많습니다. 화는 도대체 왜 나는 것이고 어떻게 하면 화를 멈출 수가 있을까요?

화는 방어심리의 마지막이자 동시에 공격심리의 시작입니다. 어떤 언짢은 소리를 계속 듣게 되면 처음에는 답답함을 느끼다가 짜증이 나서 미간이 찌푸려지고, 삐딱한 마음이 생겨 눈썹이 치켜 올라가고, 상대방을 못마땅하게 여긴 나머지 결국 불편한 말을 하게 되거나, 스스로를 못마땅하게 여겨 남을 시기하거나 자학으로 빠지게 됩니다. 물론 언짢은 소리를 듣다가 관점이 바뀌어 다른 것으로 남의 약점을 잡아 공격하여 무시하기도 합니다. 만약 못 참아서 불편한 말을 터트리고 상대방도 서로 불편한 말을 터트리면 그제야 목소리가 커지고 눈을 부릅뜨고 결국은 몸짓, 손 행동, 발 행동 등 화가 난 정도만큼 표현의 정도가 커집니다. 서로 화를 멈추지 않으면 결과적으로 몸 터치로 사건이 생기게 됩니다. 이렇게 방어 수위를 점점 올리다가 결과적으로 공격심리로 바뀌는 것이 화입니다. 화는 상대방 말을 부정적으로 들었던 씨앗이 커져 행동으로 이어지게 된 것입니다.

그러면 왜 상대방 말을 부정적으로 듣게 되었을까요? 그것은 나의 오래된 무의식적 습관이 원인입니다. 나의 어떤 약점이나 열등감, 콤플렉스인 부분이 상대방의 얘기 중에 나오거나 무시하는 발언을 하게 되면 상대방이 나를 공격한다고 무의식에서는 받아들일 수가 있습니다. 그러면 나의 무의식이 공격당하지 않기 위해 방어시스템을 구축하게 되고 그것이 점점 나의 방어심리 수위를 올려서 결과적으로 최고의 방어로도 안 되면 터뜨리는 공격이 시작되게 됩니다. 이것이 화입니다. 그러면 내게도 남에게도 좋지 않은 화를 어떻게 참지 않고도 내지 않을 수 있을까요? 처음부터 상대방 말을 부정적으로 듣지 않는 씨앗을 키우지 않는 것입니다. 상대방이 틀린 말을 하거나 싫은 소리를 했다는 관점에서 빠져나와 상대방의 말을 바라보는 나의 마음가짐이 부정적이었다는 사실을 깨우쳐 봅니다. 즉 내가 맞다는 생각에 사로잡혀 나를 고집하려 했기 때문에 상대방이 틀렸다고 부정적으로 바라보게 되었다는 것입니다.

그럼 나의 생각은 과연 다 맞는 것일까요? 내가 옳다 할 근거는 없습니다. 나는 그렇게 배우고 알고 있을 뿐이지 상대방의 알고 배운 것과 다를 수 있음을 알아야 합니다. 또 내가 잘못 알고 있을 수도 있고 진실을 모르고 있어서 일이 일어났을 수 있습니다. 이렇게 나의 무지와 바라보는 마음 자세로 일어난 것이 화이므로 나의 내용과 상대방의 내용이 다름을 알게 되면 이해하게 되고 받아들일 수 있는 씨앗이 생기게 됩니다. 옳음에서 벗어나 다름을 받아들이고 사실을 사실대로 알면 화는 자취를 감추게 됩니다. 지혜를 매일 쌓아 진실을 알아 가고 서로 다름을 존중하는 나로 성장시켜 봅니다.

"

옳음에서 벗어나 다름을 바라보면
화가 존중으로 바뀐다

"

*44*mm 성장 소나무 🌲

미움

　　사람들은 상대방을 사랑하다가도 어느 순간 미워하기도 하고, 상대방에게 화를 내다가 화가 다 풀리지 않으면 미움으로 바뀌기도 합니다. 상대방에게 억압된 상태가 계속되게 되면 이 화를 다 내지 못해 미움이 원망으로, 원망이 증오로, 증오가 분노로, 분노가 복수심으로 되어 타해나 타살을 계획하도록 합니다. 또한 억압된 분노는 슬픔으로 바뀌어 자학으로 이루어져 결국 미움은 나에게나 상대방에게 엄청난 타격을 안겨주는 씨앗입니다.

　이런 미움은 왜 생기는 것일까요? 미움은 나의 욕구가 이루어지지 않았을 때 그 원인을 타인에게 전가하는 마음으로 내기 때문에 생기는 감정입니다. 즉 내가 원하는 대로 안 된 이유가 남에게 있다고 생각한다는 남 탓하려는 마음이 미움입니다. 그럼, 정말로 그 이유가 상대방에게 있을까요? 상대방과 연인관계라면 나의 어떤 원하는 것이 이루어지면 사랑한다고 말하고, 원하는 것이 이루어지지 않으면 미워한다고 말하는 경우가 많습니다. 결국 사랑함과 미워함은 욕구에 뿌리를 두고 일어나는 반응의 현상일 뿐입니다. 결국 사랑함과 미워함은 동전의 양면과 같은 것이며, 일어난 욕구는 내가 일으킨 것입니다. 즉 욕구가 사라지면 사랑하고 미워하는 감정이 둘 다 사라집니다. 그 뿌리인 나의 욕구의 문제이지 상대방에게 뿌리인 원인이 있는 것이 아닙니다. 단지 나를 보호하기 위한 무의식 반응이 나를 다치지 않게 하기 위해 무엇인가 바깥에서 그 원인을 찾다보니 상대방이 내 눈앞에 보였고 그 상대방의 말 뒤에 숨은 것뿐입니다.

　그러면 어떻게 미워하는 감정이 들지 않게 할 수 있을까요? 뿌리인 욕구를 내지를 않으면 미워하는 감정도 사랑하는 감정도 둘 다 같이 사라집니다. 즉 상대방에게 바라는 바가 없으면 미워할 일이 애초에 생기지를 않습니다. 내가 상대방에게 기대하므로 인해서 그것이 안 이루어졌을 때 미움이 발생하므로 바라는 바를 내려놓고 있는 그대로 바라봅니다. 미워하려는 마음이 들 때 남을 보지 않고 나를 살펴 나의 일어나는 욕구를 알아차리면 욕구가 줄어듦을 압니다. 오늘도 상대방에게 기대려 하는 마음을 내려놓고 나를 살펴 내 스스로 정진해 봅니다.

66

받으려 하면 미워지고 주려 하면 편해진다

99

*45*mm 성장 소나무 🌲

비굴함 vs. 교만함

우리는 살다가 비굴할 때도 있고 또 교만할 때도 있습니다.

비굴하다는 것은 어떤 것에 자기의 지조를 버리고 쉽게 따르는 남보다 못났다고 생각할 때 나타나는 심리이고, 교만하다는 것은 남보다 우월해서 자랑하고 싶은 남보다 잘났다고 생각할 때 나타나는 심리입니다. 이런 비굴함과 교만함은 남을 기준으로 해서 남보다 내가 나은가 남이 나은가의 우열을 따져서 생기는 심리입니다. 돈에 집착하면 돈이 있는 사람에게 비굴해지고 돈을 벌고 나면 돈이 없는 사람에게 교만해지고 돈이 또 더 많은 사람에게 비굴해지므로 그때 그때 마다 돈이 많고 적음에 따라 계속 잘났고 못남, 교만과 비굴이 사는 동안 엎치락뒤치락합니다. 사는 동안 언젠가는 결국 남보다 못하는 상황이 생기면 교만하던 것이 결국은 비굴해져서 삶이 비참해집니다. 결국 비굴함과 교만함은 어떤 것에 집착하는 욕구에 뿌리를 두고 그것의 우열에 따라 생기는 마음입니다. 내가 어떤 욕심을 내서 비굴해지고 교만해진 것이지 내가 욕심을 내지 않으면 비굴할 일도 없고 교만할 일도 없습니다. 이런 비굴함과 교만함, 잘났고 못났다는 생각은 인간에게는 우열이 있다는 착각에서 비롯됩니다. 사람은 모두 평등합니다. 개개인이 장단점과 강약점이 있지만 그것이 한 사람 전체를 대표해서 우열이 있다고 말할 수 없습니다. 사람은 모두 평등하다는 생각으로 하면 돈이 있는 사람에게도 똑같이 대하니 비굴해지는 것이 아니라 당당해지고, 돈이 없는 사람에게도 똑같이 대하니 교만해지는 것이 아니라 겸손하다고 말을 합니다. 비굴함과 겸손함, 당당함과 교만함이 마치 고개를 숙이거나 드는 비슷한 뜻 같지만 사람을 평등하게 똑같이 대하느냐, 우열로 다르게 대하느냐에 따라 생기는 완전히 다른 뜻입니다. 당당함이 교만으로 빠지기 쉽고, 겸손함이 비굴함으로 빠지기가 쉬운 이유는 사람이 평등하지 않고 우열이 있다는 어릴 때부터 잘못 배운 가치관이나 무의식 습관에서 생깁니다. 우열이 있다는 나의 무지와 어떤 욕심으로부터 생긴 비굴함과 교만함은 종이 한 장 차이임을 알고 또 교만하면 언젠가 비굴해질 날이 옴을 알고, 잘나려 하면 언젠가는 못나게 될 날이 옴을 알아, "너 대단하다!"란 소리가 결국 자기에게 비수가 될 수 있음을 알고, 오늘 하루도 비굴하지 않고 당당하게, 교만하지 않고 겸손하게 남들을 똑같이 대해 봅니다.

비굴하지 않고 당당하게, 교만하지 않고 겸손하게

46㎜ 성장 소나무 🌲

굳셈(용기)

굳센 기운인 용기란 상대방에게 또는 나 자신에게 자기 마음을 전달하기 위해 행동으로 옮겨 보겠다고 연결된 마음을 내는 기운입니다. 마음의 밝기 중 용기는 상당히 중요한 단계입니다. 앞에서 말한 가장 어두운 단계인 수치심부터, 죄책감, 무기력, 우울감, 공포심, 욕심, 숨 막힘, 짜증, 분노, 증오, 교만 순으로 점점 밝아지지만, 이 단계까지는 상대방과 관계를 맺으려는 것이 아니라 남과 대항해서 이기고 지는 과정의 경쟁에서 생기는 심리입니다. 그런데 용기 단계부터는 대항하지 않고 남과 연결되기 위해 나아가는 첫 단계입니다. 그래서 비교와 경쟁을 하지 않고 스스로 마음을 내어 상대방에게 다가서게 됩니다.

그럼 어떻게 용기를 내게 될까요? 이런 용기는 두 가지로 만들어집니다. 상대방에 대한 믿음이 생기거나 자신에 대한 믿음이 생기는 '믿음'을 통해 용기가 나옵니다. 자신을 믿는 자신감을 통해 용기를 낼 수가 있고 상대방을 믿게 되면 자신의 속사정을 얘기하는 용기를 낼 수가 있습니다. 상대방은 시시각각으로 변할 수 있는 존재라 믿기가 어려울 수 있지만 나 자신은 나만 믿으면 되므로 좀 더 용기를 내기는 좋습니다. 그러나 너무 높은 목표를 잡거나 내가 지쳐 있으면 내 자신도 믿기가 어려울 수 있기 때문에 건강을 유지하면서 어떤 일을 성취를 할 때 작은 목표를 정해 작은 일에 성공하면 나도 할 수 있다는 마음이 생겨 용기가 납니다. 즉 내 삶을 긍정적으로 생각하는 분기점이 되므로 이 용기는 삶에서 매우 중요한 마음의 밝기 단계라고 할 수 있습니다.

현대인들은 삶과 일에 찌들어 있는 경우가 많습니다. 내 삶을 지금부터라도 긍정적으로 살기 위해서는 우선 용기가 필요합니다. 용기가 생기려면 작은 목표를 성취하여 자신감을 생기게 하고 그러면 새로운 것을 시도하는 것이 두렵지 않고 기꺼이 새로운 것을 시도해 보려고 하게 됩니다. 오늘도 작은 것을 성취하여 자신감을 불러일으켜 용기를 북돋우고, 남과 연결하려 먼저 말을 걸어 보는 용기를 내어 봅니다. 나의 작은 용기가 나와 연결하고 다른 사람과도 연결하는 열쇠임을 깨닫습니다. 나를 믿고 남을 믿으면 용기라는 열쇠를 통해 세상과 연결됨을 알게 됩니다.

"
용기는 마음의 문을 여는 열쇠이다
"

47mm 성장 소나무 🌲

끄덕임(인정)

용기가 내 마음을 내어 상대방에게 연결하려는 시도라면, 인정은 내가 마음을 받아들여 상대방으로부터 연결하려는 시도입니다. 즉, 용기는 마음의 출력에 대한 연결 시도이고, 인정은 마음의 입력에 대한 연결 시도입니다. 많은 사람이 서로 내가 맞다고 주장하고 나를 증명하려고 서로 대항해서 싸우고, 혹 지더라도 내가 못나서 그렇지 않고 합리화로 나를 방어하여 혹시 일으킨 잘못을 반성하지 않고 나의 모자란 부분이나 잘못을 인정하지 않은 경우가 많습니다. 그러면 인정하지 않으면 어떤 일이 벌어질까요? 내가 지은 일에 대해 인정하지 않으면 나의 인생에 변화가 없습니다. 내가 어떤 생각과 행동으로 일을 벌여서 남과 맞서 싸우든, 어떤 목표를 이루기 위해 나 자신과 싸우든, 그것이 뜻대로 되지 않았을 때 나 자신을 보호하려고 합리화를 시도하게 되면 일시적인 나의 보호는 될지 몰라도 내 자신의 변화는 없게 됩니다. 인생에서 매일 작고 많은 결정을 하여 우리는 자기만의 인생의 길을 나아갑니다. 거기에는 큰 목표도 있고 작은 목표도 있어서 나름 방향 설정을 해 나가며 속도를 조절해서 나아갑니다. 그런데 우리가 미래를 모르기 때문에 그 방향과 속도를 인생을 헤쳐 나가면서 조금씩 수정해 나아가야 할 필요가 있을 수가 있는데 나의 거울이 되어 줄 수 있는 사람이 주위 사람입니다. 그러면 주위 사람들의 말을 다 따라야 하는 것은 아니지만 같은 말을 반복적으로 듣게 된다면 나의 문제점을 조언해 주거나 지적해 주는 것이기 때문에 나의 문제점을 인정할 필요가 있습니다. 상대방의 말을 인정함으로써 나의 잘못된 부분을 고쳐 나갈 수 있는 소중한 기회가 열립니다. 또 내가 너무 과한 나만의 목표를 설정해서 목표에 도달하기가 너무 부담이 되도록 잘못 설정했다면 힘들어하는 나 자신을 되돌아보아 힘들어하는 나를 인정한다면 방향이나 속도를 재조정할 수 있는 소중한 기회가 열립니다. 인정이란 고개를 숙이는 것이 아니라 고개를 끄덕이는 것이며, 나를 되돌아보는 그리고 나의 변화를 내 안에서 일으킬 수 있는 수용을 위한 시도입니다. 인정은 남으로부터 받는 것이 아니라 내가 스스로 하는 것입니다. 인정은 나를 사랑하는 자존감의 첫 시작임을 깨닫습니다. 나의 변화를 위해 오늘도 지금의 나를 인정해서 있는 그대로 나를 받아들여 봅니다.

"

인정은 나를 변화시키는 첫 단추이다

,,

*48*mm 성장 소나무 🌲

받아들임(수용)

　　내 마음이 상대를 받아들이려고 시도하는 것이 인정이라면 실제 받아들이는 것은 수용입니다. 또 마음은 무언가를 하고 싶은데 해도 잘 안되는 실패를 반복하다 보면 목표를 낮추게 되고 실제 내가 할 수 있는 나의 능력의 한계를 결국 인정하고 나면 나 자신을 받아들이려고 합니다. 그때 굳어 있던 나의 사고가 유연해지기 시작하고 주위 상황을 받아들이려는 생각이 듭니다. 즉 수용은 남을 받아들이고 나를 받아들이는 신뢰의 씨앗입니다. 수용을 하기 전에 많은 시간이 필요할 수가 있습니다. 먼저 나 자신을 내 스스로 수용하기 위해서는 수많은 경험이 필요하게 됩니다. 어떤 방향을 잡고 어떤 속도로 무언가를 실천해 보았을 때 마음이 앞서는 경우 나의 능력보다 높은 목표나 빠른 속도로 해보면 나의 마음과 실제 나의 능력의 괴리감이 생기기 때문에 내 자신을 스스로 믿지 못하게 됩니다. 반대로 마음을 주저하는 경우 나의 능력보다 낮은 목표나 늦은 속도로 해서 실제 목표는 이루지만 그것을 타인과 비교하는 순간 남과의 괴리감이 생기기 때문에 또 나 스스로를 믿지 못하게 됩니다.

　그러면 어떻게 해야 괴리감이 생기지 않고 나 자신을 믿을 수 있게 될까요? 그것은 수많은 실천과 경험을 통해 나의 능력을 파악하고 그것보다 약간 높은 목표와 속도로 해서 실천하되 그 결과물을 남과 비교하지 않고 남의 평가를 받지 않고 스스로 평가해서 그것을 이루게 되면 쉽지 않게 이룬 것이라 자긍심이 생기고 나 스스로를 믿게 되는 신뢰의 출발점이 생기게 됩니다. 이렇게 나를 받아들임이 나 스스로를 예뻐하고 만족할 수 있는 자존감이 됩니다. 이렇게 나 자신을 받아들이게 되면 타인도 받아들일 수 있는 여유가 생기게 됩니다. 그러면 타인의 말을 듣게 되고 받아들이게 되면 타인을 신뢰하기 시작합니다. 이런 나 자신 안에서의 연결, 나와 남과의 연결이 여러 번 연결로 공고해지게 되면 믿음이 생깁니다. 그래서 나 자신을 믿는 것은 나를 믿게 해달라고 말로 기도하는 것보다 나 스스로 목표를 여러 번 이루는 몸으로 실천하게 되면 나와 나의 마음의 연결이 공고해져 나 자신 안에 믿음이 싹트게 됩니다. 결국 목표를 이루는 것이 중요하지 타인과 비교해서 목표가 높은가는 아무런 의미가 없기 때문에 조금 부담이 덜한 목표로 할 수 있는 만큼만 목표를 정해서 경험을 통해 몸으로 체득하여 내 안에 신뢰를 쌓아 봅니다. 이런 수용의 자세가 나를 사랑할 수 있고 남을 사랑할 수 있는 씨앗임을 깨닫습니다. 나 자신을 사랑하는 것은 금방 말로 사랑하고 싶다고 오는 것이 아니라 수많은 나의 생각과 몸 경험을 통해 체득되는 것이라 조급해하지 않고 오늘도 여유 있게 남과 비교하지 않고 나 자신을 있는 그대로 받아들여 봅니다.

66

받아들임은 믿음의 씨앗이다

49mm 성장 소나무 🌲

99

99

스스로 함(자발성)

마음이 밝아지는 단계에서 실제 '행동'으로 옮겨 마음을 밝게 하는 단계입니다. 이제까지의 마음이 밝아지는 단계는 행동이 아닌 말과 눈빛으로 마음이 밝아지기 시작하는 과정이었습니다. 이제까지 남과 연결하지 않고 적대시하여 경쟁하다 스스로 용기로 마음을 내어 말을 건네고 상대방의 마음의 빛을 인정하고 받아들임으로써 상대방과 한 줄기 빛으로 연결이 통하게 됩니다. 이렇게 용기라는 빛을 스스로 내어 다른 사람의 말과 눈빛으로 연결이 되면 그 다음부터 행동으로 옮겨 상대방과 연결이 되려 합니다. 이것을 자발성이라고 하며 스스로 하는 행동이 되겠습니다. 스스로 남과 연결되기 위해 자기의 몸과 마음을 써서 상대방을 의식하지 않고 남에게 도움을 주려 행동합니다. 일반적으로는 상대방의 생각을 먼저 읽어서 상대방이 다가오지 않으면 나도 다가가지 않아 연결되지 않고 상대방이 다가오더라도 나에게 도움이 된다고 생각하면 다가가서 연결됩니다. 즉 방향 자체가 나를 향해 있어서 나에게 유리하면 상대방과 연결이 되는 '받으면 주겠다'는 조건성 연결이 대부분입니다. 그러다 보니 서로 받겠다는 생각이 앞서다 보니 상대방과 연결이 잘되지 않고 연결이 되었다 하더라도 손해가 나겠다 싶으면 먼저 스스로 연결을 끊어 남과의 관계가 오래가지 않습니다. 이렇게 자발성은 상대방을 의식해서 연결되려는 행동이 아니라 남을 의식하지 않고 연결되려고 도움을 주려는 행동하는 마음가짐입니다. 즉 자발성은 무조건성 연결의 시작입니다. 이렇게 타인을 기꺼이 도우려는 자발적 마음이 크면 클수록 내가 타인을 도우려는 환경에 구애를 덜 받게 됩니다. 즉 자발성이 커지면 시련이 오더라도 극복을 잘 할 수 있습니다. 이렇게 자발성은 옹졸한 내 마음의 그릇을 키우는 유일한 방법이며 내 마음의 빛의 크기와 세기는 다른 사람을 돕는 연결의 수와 강도에 비례합니다. 타인을 자발적으로 많이 돕고, 오래 도 울수록 그 연결된 수와 강도가 커져 나의 마음을 키우고 강해지게 만듭니다. 즉 나의 마음은 타인과의 연결로 강해지고 커지며 나의 마음이 커질수록 거친 환경 에 구애를 덜 받게 됩니다. 현대사회는 미래가 더욱더 불확실하지만, 확실한 한 가지는 시간이 갈수록 환경은 내가 살기에 더 험악하고 거칠어진다는 것입니다. 이런 거친 환경에서 나를 강하게 키우는 유일한 방법은 남과 연결을 스스로 하 여 남을 많이 돕고 오랫동안 돕는 자발적 봉사입니다. 조건성 봉사가 아닌 자발 적 봉사가 나의 마음을 강하게 키워 나도 살리고 남을 살리는 서로에게 유익한 '지혜'입니다. 매일 나는 명상으로 나와 연결되고 봉사로 남과 연결되어 나도 남 도 같이 살려봅니다. 오늘도 나는 주어진 일을 눈치 보지 않고 기꺼이 '네' 하고 해 봅니다.

66

스스로 하려는 마음과 봉사가 내 마음을 키운다

99

50㎜ 성장 소나무 🌲

너그러움

힘들어하는 상대방에게 용기를 내어 "힘들지?"라는 말을 건네고 상대방의 마음의 눈빛을 인정하고 받아들여 엷은 미소로 응답하고 "괜찮아 그럴 수 있지"라며 마음이 서로 연결이 되면 "같이 해 보자, 내가 도와줄게"라며 스스로 도와주려 행동할 때 속에서는 너그러운 마음이 일어납니다. 이렇게 남을 도와주려고 자발적으로 스스로 말과 행동을 하게 되면 상대방의 마음의 빛을 받을 수 있는 너그러운 마음이 생기게 되어 나의 마음이 조금 더 넓어집니다. 이렇게 사람들을 도와주면서 나의 마음을 더 넓어지게 되어 타인을 포용하는 마음을 키우게 됩니다. 어떤 사람이 마음이 넓다고 한다면 그 상대방은 이제까지 삶을 자기보다 남을 생각해서 많이 도와주며 살아온 결과로 마음이 넓어지게 된 것입니다. 어떤 사람이 마음이 좁고 옹졸하다면 이제까지의 삶을 남보다 나를 먼저 생각해서 살아온 결과로 마음이 좁아지게 된 것입니다.

그런데 이렇게 남을 받아줄 수 있는 나의 그릇을 키우면 나를 받아줄 수 있는 마음도 같이 커집니다. 내가 어떤 목표를 세워 만든 결과가 목표에 도달하지 못하게 될 때 마음이 좁다면 내가 나를 받아줄 수 있는 그릇이 작아서 자책하게 됩니다. 그런데 나를 돌아보고 힘들어하는 나에게 용기를 내어 "힘들지?"라는 말을 속으로 건네고 나의 힘들어하는 마음을 인정하고 받아들여 미소로 응답하고 "괜찮아 그럴 수 있지"라며 마음과 목표를 이루기 위해 행동했던 몸이 서로 연결되면 "다시 해 보자"라며 스스로 행동하려 할 때 속에서는 나를 받아주는 너그러운 마음이 일어나서 마음을 다져 마음이 단단해집니다. 이렇게 남에게 베풀었던 너그러운 마음이 나에게 다시 적용되어 나를 너그럽게 용서하고 아량을 베푸는 넓은 마음이 되어 나의 마음을 건강하게 밝게 만듭니다. 이런 너그러움은 남에게 베풀고 도와줌으로써 남도 나도 포용하는 넓은 마음의 그릇을 만들게 합니다. 포용하는 마음은 자비심의 씨앗이 됩니다. 지금 내 마음이 힘들 때 오히려 나보다 더 힘든 사람을 도와주는 마음을 내어 내 마음의 구(球)를 키워 봅니다. 그러면 나의 힘든 마음을 받아주어 나 스스로 포용을 하는 법을 알아차립니다. 남을 도우면 나를 이해하는 폭이 넓어지고 나를 돌아볼 여유가 생깁니다. 내가 도움을 받으면 점점 작아지고, 도움을 주면 점점 커짐을 알고 오늘도 수행으로 깨어 있고 봉사로 나를 키워 봅니다.

"
나의 너그러움은 남을 도와줌으로써 생긴다
"

51mm 성장 소나무 🌲

이해

우리는 살기 위해 일을 합니다. 일을 하면서 경험을 해 보면 일에 대한 이해도가 생기게 됩니다. 왜 이 일을 해야 하는지, 내가 어떤 실수를 하면 나와 우리에게 어떤 일이 닥쳐오고, 내가 이 일을 잘 수행하면 나와 우리에게 어떤 발전이 있을지를 알아서 일에 대한 이해도가 높아져 일을 잘 수행하게 됩니다. 그 일은 사람이 합니다. 같이 일하는 사람들이 일을 어떻게 받아들이는지, 단순히 시키는 일만 하는지, 미리 알아서 계획하에 미리 일을 하는지, 어떤 감정으로 서로 연결이 되어 일을 하는지, 일이 잘 안될 때 어떤 감정이 생기는지, 일이 잘 풀릴 때 어떤 감정으로 서로 공감하여 나아가는지 등을 잘 이해하면 사람에 대한 이해도가 높아지게 됩니다.

이런 일은 지성과 논리에 대한 이해가 필요하고 사람은 감성과 감정에 대한 이해가 필요합니다. 이렇게 지성과 감성에 대한 이해가 되면 균형 있게 서로 발전하고 서로의 관계를 이해하기가 좋습니다. 그러나 너무 일에만 치중하거나 너무 사람에게만 치중하게 되면 균형이 깨어지고 너무 무미건조해지거나 감정 기복이 너무 심해질 수 있는 부작용이 생깁니다. 우리는 많은 시간을 할애하여 수많은 경험을 쌓으면서 일에 대한 소중함과 사람에 대한 소중함을 알아 가게 됩니다. 결국 타인을 이해하고 일을 이해한다는 것은 상대방의 입장에서 생각해볼 수 있는 힘이 생기게 되고 상대방과 일에 대한 소중함을 더욱 알게 되는 기회로 삼을 수 있습니다.

이렇게 이해는 소중함을 알아 가는 씨앗입니다. 이해 없는 사랑은 누군가에게 폭력이 되고, 이해 없는 행동은 누군가에게 트라우마가 될 수 있습니다. 타인의 지성과 생각에 대한 부분을 많이 알아 가고, 타인의 감성에 대한 부분을 많이 알아 가게 되면 타인의 본성에 다가갈 수 있는 열쇠가 됩니다. 이런 이해가 사람을 알게 하고 일을 알게 합니다.

상대방을 받아들이면 상대방과 연결이 되고 상대방의 생각과 연결이 되고, 상대방의 감성과 연결이 되어 비로소 상대방을 이해하게 되어 상대방의 본성에 다가가게 됩니다. 이런 이해가 깊어질수록 상대방과 진정한 깊은 연결이 되고 이것이 신뢰가 되어 상대방의 잘잘못을 너그러이 받아들일 수 있는 관용이 생깁니다. 이해는 용서의 바탕입니다. 만약 무언가 용서가 안 된다면 아직 나의 상대방에 대한 이해도가 부족한 탓임을 깨닫습니다. 오늘도 같이 일할 수 있는 사람이 나의 주위에 있음을 알고 부족하지만, 더 이해하려 다가가 봅니다.

66

**상대방을 이해하면 나를 이해하는
상대방은 나의 거울이다**

99

*52*mm 성장 소나무 🌲

용서

내가 상대방의 입장에 서게 되면 이해하게 되고 이해하면 상대방을 너그러이 받아들일 수 있는 아량이 생깁니다. 이런 너그러운 받아들임을 관용이라고도 하는데 내가 관용을 베풀면 상대방 입장에서는 용서받았다고 생각하거나 용서해 주어 감사하다고 느끼게 됩니다. 이런 용서는 주는 입장이 아닌 받는 입장에서 쓰는 말이므로 용서를 해 주겠다는 것은 적절치가 않은 말입니다. 누군가가 누구를 용서해 주겠다거나 용서를 못 하겠다는 것은 스스로 위아래가 있다는 차별적 관점이거나 옳고 그름이 있다는 분별적 관점에서 생긴 발상입니다.

나 스스로에게도 용서를 못 하는 사람이 있습니다. 특히 완벽주의자인 경우 내가 저지른 일을 시킨 이성의 뇌가 감성의 뇌인 내 감정이나 마음을 용서 못 하는 경우가 있습니다. 이 또한 이성의 뇌인 대뇌가 감성의 뇌인 변연계보다 위라는 차별적 관점이거나 "이렇게 했어야 했어"라는 옳고 그름이 있다는 분별적 관점에서 일어난 발상입니다. 본래 잘하고 잘못한 것이 없고 옳고 그름이 없는데 내가 잘하고 잘못하는 것을 분별하여 상대에게 또는 나 스스로 화내고 짜증 내고 미워하고 원망했다는 사실을 깨달아야 합니다. 이런 옳고 그름은 학습과 교육에 의한 것이고 세상 사람들이 집안에서 학교에서 세상에서 배운 내용은 다 다를 수밖에 없습니다.

이렇게 옳고 그름이 있다는 분별과 시비를 하는 나의 습관과, 착각과 무지로부터 일어난 미워하고 원망하는 나의 말과 행동으로 상대가 잘못했다고 착각합니다. 미움과 원망은 상대가 잘못해서 생긴 것도 아니고 내가 잘해서 생긴 것도 아닙니다. 단지 내가 어리석어 당신을 미워했다고 하는 것이 진정한 용서, 즉 참회가 되겠습니다. 이러한 이치를 모르고 당신이 잘하고 내가 잘못했다고 하게 되면 또다시 옳고 그름을 분별하여 대상만 바꾼 것에 불과합니다. 마음 밑바닥에 "그래도 내가 잘한 게 있는데..."라는 생각을 떨치지 못하기 때문에 이것은 진정한 참회가 되지 않습니다. 내가 상대를 용서해 준다는 것은 내가 옳다는 것을 의미합니다. 본래 옳고 그름이 없으므로 용서할 것이 없음이 진실입니다.

진정한 용서인 참회란 옳고 그름이 있다고 착각해서 상대를 미워하고 원망했던 나의 어리석음을 알아차리고 뉘우치는 것입니다. 내 뜻대로 하려다, 내 성질대로 하려다, 그리고 내 욕망대로 하려다 일어난 나의 어리석음으로부터 온 것임을 뉘우쳐 봅니다. 모든 일은 나로부터 나아가 나에게 돌아오기 때문에 내가 원인을 일으키고 결국에는 돌고 돌아 내가 그 결과를 받는 것입니다. 매일 아침 나의 어리석음에 대해 참회를 해 봅니다.

"

진정한 용서란
나의 어리석음을 뉘우치는 것이다

"

53 mm 성장 소나무 🌲

사랑

우리는 살아갈 때 누구를 사랑해서 자식 낳아서 행복하게 사는 것이 소원이라는 말을 많이 듣고 실제로 그렇게 하려고 하는 사람이 많습니다. 여기서 사랑한다는 말에 대해 생각해 볼 필요가 있습니다. 사랑이란 과연 무엇일까에 대해 많은 사람이 각자 나름의 관점을 얘기하고 있어 어떨 때는 의미의 혼돈이 오기도 합니다. 일반적으로 사랑은 '많이 좋아하는 마음'으로 얘기를 많이 합니다. 내가 누구를 좋아하기 시작하면 항상 그 사람이 생각나고 나중에 그 사람에게 빠지게 되면 "난 그 사람을 사랑하고 있나 봐"라고 얘기를 많이 합니다. 이것은 사랑이라기보다 긍정감정 중독과 같습니다. 감각으로 받아들인 정보가 나의 오랜 습관의 기억과 만나 바라던 것, 좋은 것이라는 느낌으로 받아들여지면 어떤 존재에 호감이 생겨 기분이 좋아지고 긍정기분이 쌓이면 긍정감정이 되고 긍정감정이 쌓이면 긍정감정 중독으로 빠지게 됩니다. 이것을 우리는 사랑이란 단어로 이 상태를 표현합니다. 상대방에게 긍정감정일 때 좋아하는 마음을 표현하면 더 큰 반응이 오고 그러면 더 큰 표현으로 답해주면서 서로에게 빠른 시간 내에 서로 긍정감정 중독으로 빠지게 됩니다. 이런 긍정감정 중독에 빠지면 감정과 욕구에서 헤어나오기가 어려워집니다. 긍정감정 중독에 빠지면 상대방의 장점만 보이고 단점은 눈에 들어오지 않고 대수롭지 않게 생각합니다. 그러나 모든 사람은 장단점이 반드시 있기 때문에 긍정감정 중독이 상대방의 어떤 이유로 섭섭함이라는 감정제동이 걸리면서 깊어지던 감정에서 빠져나오기 시작합니다. 그러면서 상대방의 단점이 보이고 다른 모습이 보이기 시작하게 됩니다.

그러면 어떤 이유로 섭섭하게 될까요? 바로 기대심리입니다. 내가 이만큼 해

줬으면 이 정도는 해줘야 하지 않느냐는 기대 심리 바로 '대가'입니다. 좋아하는 산과 바다에는 기대하는 마음이 없어 섭섭함이 없으나 좋아하는 사람에게는 기대하는 심리가 생깁니다. 예를 들어 한쪽에서는 돈으로 마음을 사고 싶어 하고 반대쪽에서는 마음을 주고 돈이나 마음을 바랍니다. 이런 거래 심리의 내용을 사랑이라는 단어로 포장해서 서로 얘기하는 경우가 많습니다. 즉 장사를 사랑으로 포장하는 것입니다. 포장만 사랑이고 속으로는 장사를 해 왔으니, 손해가 나면 아깝다는 마음이 들게 되고 나중에는 단점이 더 크게 보이게 되니 다른 사랑 장사를 하러 또 다른 사람을 만나러 외모를 가꾸어 포장하고 찾으러 다니는 것입니다. 이런 포장 사랑은 내가 좋아서 한 것인데 상대를 위해서 했다고 착각하는 데서 문제가 발생하게 됩니다. 이렇게 겉 사랑 속 장사는 온갖 조건을 따져 한 사람을 사서 평생 옆에 두고 이익을 누리겠다는 심리 작용이 크기 때문에 서로 맞는 사람을 찾기가 매우 어렵습니다.

본래 사랑이란 실질적 내용은 '연결된 인연을 소중히 아끼는 마음'입니다. 이런 소중히 여기는 마음은 상대방의 환경과 처지를 고려해서 아끼는 마음을 말합니다. 이렇게 이해 있는 사랑이 이해 없는 사랑으로 바뀌면 폭력이 됩니다. 내가 진짜 사랑하는 마음이 있는지 알려면 나 자신부터 나를 사랑하는지 파악해 봅니다. 나 자신을 정말 소중하게 생각해 나의 몸과 마음을 아껴 하루 규칙적 운동과 건강한 식사를 하고 일찍 자서 충전을 시키고, 좋은 루틴 습관을 가지고 내 마음을 생각해 화를 내지 않는지, 아니면 그렇지 않고 내 몸이 좀 망가지더라도 남 눈에 예뻐 보이게 속 보정을 하고 높은 신을 신고 피부 위에 색칠을 하고 감정에 휘둘려 먹고 싶을 때 먹고 내 혀에 이끌리는 술과 가공식품을 먹고 화내고 스트레스 풀면서 내 몸과 마음을 망치는지를 보면 내가 나를 사랑하는지 아니면 해하고 있는지를 알게 됩니다.

이렇게 나를 정히 여기는 것은 나의 선한 바른 마음과 나의 선한 바른말과 나의 선한 바른 행동으로 드러납니다. 나를 사랑하게 되면 타인을 사랑하는 마음이 절로 들게 됩니다. 나의 소중함으로 남을 소중히 여기면 서로 소중한 존재임을 알게 되어 진정한 대가를 바라지 않는 사랑이 싹트지 않을까 합니다. 오늘도 모든 존재의 소중함을 알고 다른 이에게 잘 쓰일 내 몸과 마음을 위해 명상과 등산으로 하루를 시작해 봅니다.

" **사랑은 대상을**
소중히 아끼는 나의 마음에서 나온다 "

*54*mm 성장 소나무 🌲

보람

보람은 내가 나 스스로 내가 가치가 있다는 느낌이 드는 마음 작용입니다. 그래서 자존감이 생길 수 있는 마음 작용이라 자존감이 떨어지는 사람일수록 보람을 느끼는 일을 하면 좋습니다. 보람으로 느끼는 기쁨은 쾌락으로 느끼는 기쁨과 차원이 다릅니다. 감각의 쾌락으로 느끼는 기쁨은 누리면 누릴수록 마음이 허해집니다. 왜냐면 가슴으로 채워지는 것이 아니라 시각, 청각, 후각, 미각, 촉각의 바깥에서 느끼는 감각의 자극으로만 이루어지는 것이라 안으로 채워지지는 않습니다. 그래서 가수분들이 공연하고 나면 마음이 허해지는 것이 이런 이유입니다. 보람으로 느끼는 기쁨은 마음이 충만하게 채워집니다. 왜냐면 내가 살아 있다는 느낌이 들고 내가 남에게 도움이 될 수 있다는 느낌이 들어서 한편으로는 어깨가 으쓱해지고 이런 보람을 느끼면 가슴이 채워져 벅찬 느낌을 받고 뭉클해지기까지 합니다.

그러면 어떻게 이런 자존감을 올리는 보람을 느낄 수 있을까요? 상대방의 요청에 따른 도움을 스스로 도와주겠다고 마음을 냈을 때 그리고 그것을 잘 마무리하고 상대방이 고마워하는 마음을 표현하면 그때 보람이라는 마음 작용이 내 마음에서 생기게 됩니다. 즉 내가 상대방에게 잘 쓰이게 되면 보람이 생기게 됩니다. 이런 도움을 요청하는 상황은 이미 직장에서 일어나고 있습니다. 상사가 이런 일을 도와달라고 하고 그러면 내가 그 일을 도와주게 됩니다. 그런데 실제 직장에서 어떤 일을 하고 보람이 잘 생기나요? 그렇지 않은 경우가 많습니다. 상사가 도와달라고 요청을 잘 하지 않고 일방적으로 일을 지시하는 경우가 많고, 그 일을 마무리해서 가져다드리면 고맙다고 표현하는 것이 아니라 알았다고 고개만 끄덕이고 다음 일을 바로 주게 되는 경우가 많습니다. 그러면 내가 도움이 되어 잘 쓰였다는 생각이 들기보다 돈을 받고 일을 하는 것이라 자발적으로 도움을 주는 것이 아니라 당연히 해야 한다는 의무라는 생각이 들고 또 뭔가 잘못 일을 하면 오히려 잔소리만 듣는다고 생각해 경직되는 경우가 생깁니다. 이런 생각이 전체 회사의 분위기를 만들게 됩니다. 오히려 다른 부서에서 도움을 요청하면 내가 가지고 있는 기술을 조금 봉사해 줄 때 더 기쁜 보람을 느끼는 경우가 생깁니다. 이렇게 돈을 받지 않고 자발적으로 봉사를 할 때 진정한 마음에서 우러나는 기쁜 보람을 느낄 수 있습니다. 그래서 직장에서는 보람을 느끼기가 쉽지 않습니다. 그러나 내가 누군가 시켜서 하지 않고 자발적으로 일을 하게 되면, 또 이 일이 내 일이고 내 회사라는 주체적인 생각을 가지면, 내가 더 자발적으로 하게 되고 스스로 한 것이라 남에게 칭찬받아야 한다는 생각도 없고 혹시 칭찬받으면 기분이 좋기 때문에 남의 감정에 영향을 덜 받고 일하게 되어 오히려 회사 분위기가 좋아집니다. 마음은 주인정신으로 내 스스로 자발심을 가지고, 몸은 남의 기대치에 맞추어 잘 쓰이게 되면 그때 진정한 마음에서 일어나는 충만감인 기쁨과 보람이 생기게 됩니다. 오히려 거꾸로 생각하여 남에게 잘 쓰인다고 하면 마치 노예가 된다고 생각해서 몸은 남에게 잘 쓰이려 하지 않고 마음은 상대방 눈치를 보면서 상사가 있을 때만 일을 하게 되는데 이것이 오히려 결과적으로 남 눈치를 보는 노예의 마음이 생겨 노예가 되는 길입니다. 즉 대가가 없는 것은 같지만 봉사 정신은 능동적으로 잘 쓰이는 것이고 노예 정신은 수동적으로 어쩔 수 없이 쓰이는 것이라 이 둘은 하늘과 땅 차이입니다. 이런 보람은 자존감이 없는 사람을 치료하는 데도 좋은 마음 작용이기 때문에 맘은 스스로 내고 몸은 맞추는 '보람'을 느껴 봅니다. 사랑이 연결된 인연을 소중히 하는 것이라면, 보람은 연결된 인연에 대가 없이 도움을 주는 것입니다. 그래서 상대방을 소중히 여기는 사랑하는 마음이 있으면 더 큰 보람을 느낄 수 있습니다. 오늘도 기쁜 마음으로 보람찬 하루가 되도록 나 스스로 마음을 먼저 내어 바람 없는 마음으로 즐겁게 일을 해 봅니다.

"" **바람이 없으면 보람이 생긴다** ""

*55*mm 성장 소나무 🌲

태평

우리가 태평하다는 말을 듣거나 할 때는 무언가 게으르다는 느낌의 이미지를 가지고 있는 경우가 많습니다. 태평하고 한가하게 놀고 있다거나 참 태평스럽다거나 하는 것에 부정적 이미지가 있습니다. 그러나 사실 태평한 것이 우리 인간이 가장 가져야 할 마음의 안정적 상태입니다. 어느 순간 태평함, 한가함이 사라지고 바쁘게 살고 무엇인가 쉬고 있으면 뒤처진다는 생각을 가지게 되었습니다.

자본주의가 들어서고 자본, 즉 물자가 근본이고 돈이 물자의 대표이므로 돈이 근본이라는 사상이 우리들에게 주입되기 시작했습니다. 결국 인간이 어느 정도 먹고 살면 되는 기본적인 생활을 하면서 모두 살게 된다면 한쪽에서 부자가 될 수 없고 한쪽으로 돈의 흐름을 만들어 줄 수가 없습니다. 자급자족하거나 물물교환을 해서는 돈의 흐름을 빨리 자기 쪽으로 가져갈 수가 없습니다. 그러면 어떻게 해야 할까요? 돈의 흐름을 빨리 만들기 위해서는 돈을 내어놓도록 해야 합니다. 돈을 그냥은 내어놓지 않으므로 물건을 팔아서 돈을 내어놓도록 하게 만들 수 있습니다. 그리고 물건을 팔려면 홍보나 광고를 해야 하고 낮에도 팔고 밤에도 팔면 장사가 더 되니 밤장사를 하게 되고 나아가서 24시간 동안 소비하도록 디지털화 시킵니다. 컴퓨터도 만들고 핸드폰을 만들어서 고객들에게 돈을 내어놓도록 온갖 세상의 물건들을 휴대폰으로 보도록 합니다. 그리고 계속 알림을 하고 광고를 하고 자극도 주고 계속 재미를 주어 돈을 쓰도록 합니다. 그래서 지금은 24시간 동안 소비자들이 소비를 자랑하면서 돈을 내어놓도록 만들었습니다. 그러나 자본주의 설계자는 욕심을 부려 현실 세계도 부족해서 가상 세계를 만들어서 돈을 현실 세계와 가상 세계로 이중으로 쓰도록 하고 사람 대신 기계,

로봇, AI 등을 부려 더 빠른 돈의 흐름을 만듭니다. 그래서 태평스러움을 부정적으로 이미지를 만들고 바쁜 사람일수록 대단한 사람의 이미지를 만듭니다. 그렇게 우리는 자본주의의 설계자의 족쇄로 매일 핸드폰으로 쉴 시간이 없이 돈을 소비하도록 중독화가 되어 극으로 치닫고 있습니다. 이런 자본주의의 판을 만든 설계자는 뒤에 숨어 있고 판 안에 플레이어 선수들끼리 서로 경쟁적으로 돈을 쓰도록 더 멋있고 예쁜 것을 가져야 더 우월한 것으로 인식시키고, 1등을 하는 것이 최고의 미덕처럼 만들어서 모든 사람이 1등이 되도록 에너지 소비와 돈 소비를 하도록 하고 낙오자는 은둔형 외톨이가 되거나 자살과 타살로 자본주의 설계자 탓인지도 모르고 서로 네 탓, 내 탓 하며 죽여 가고 있습니다.

　원래 인간은 들에 핀 풀 한 포기처럼 태평하게 살았습니다. 그러나 한쪽에서 돈의 흐름을 만드는 판에 우리가 잘못 들어가 바쁘게 살도록 압박을 당하고 경쟁에서 밀리지 않도록 분위기를 조성하니 심리가 불안하지 않을 수가 없습니다. 우리는 이런 유혹에서 나의 정신 소비, 물질 소비에서 벗어나서 소비가 미덕이 아니라 발전과 소비가 우리가 사는 터전인 지구의 지각에 못질해서 아파트를 세우고, 지각의 털과 피부인 숲과 산을 파괴하고, 예쁜 옷과 새로 산 물건들을 집안에 한두 번 입고 쓴 후 쓰레기를 잘 모셔 놓고, 집안과 회사와 우리가 사는 곳을 위해 생산한다고, 소비한다고, 버린다고 3중으로 자연을 파괴하고 있었다는 사실을 깨쳐야 합니다. 너도나도 이렇게 모든 사람이 자랑스럽게 돈을 써가며 지구를 파괴하는 자본주의는 한 젊은 청년의 큰돈을 벌고 싶은 욕망으로 시작되어 부자가 되려 했던 이 심리가 우리 삶에 파고들어 우리가 살고 있는 지구를 파괴하는 가장 빠른 방법인 것을 깨닫고 다시 원래 인간은 본 모습인 태평함으로 돌아가 봅니다.

　먼 과거 누구나 가졌던 태평스러움인 평정심은 이제 아무나 가지기 힘든 인간이 가질 수 있는 고귀한 가치 중 하나임을 깨닫고 오늘도 나는 태평하게 명상으로 평정심을 찾아 하루를 시작해 봅니다. 현재 경쟁적으로 사는 사람들과 과거의 나를 씁쓸히 돌아보면서.

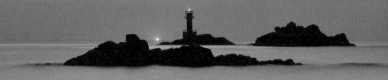

오늘의 태평함이
조급했던 과거를 지운다

56㎜ 성장 소나무 🌲

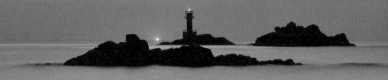

Artist
photo painting

깨침

　　깨침이란 말은 한 분야에 대한 왜 그렇게 되었는지에 대한 근원적 이해를 하게 되었을 때 사용합니다. 공부나, 음악이나, 체육, 금융, 사업, 부동산, 역사, 인생사, 과학, 종교, 사람 등 잘 몰랐던 부분을 꾸준히 연습해서 자기 것으로 만들고 그렇게 수많은 시간이 흘러 그 원리를 터득하게 되면 '아 그렇구나'라고 순간 깨치게 되고 거기에서 멈추지 않고 계속 정진하면 전체를 이해하여 그 분야에 대해 훤히 보이게 수준이 되면 한 분야에 대해 깨달음의 경지에 이르게 됩니다. 이렇게 깨침은 깨다, 깨부수다의 명사형으로 잘 모르는 부분에 대한 무지가 탁 깨졌을 때 '깨쳤다', '터득했다'는 뜻으로, 순간적으로 알게 됨을 말하고, 깨달음은 깨친 것을 꾸준히 정진하여 훤히 보이는 수준이 되었을 때를 말합니다.

　　즉 깨침은 어떤 것에 속과 겉이 있다면 속으로 파고 들어가 시간이 지나 틈이 생겨 빛이 보이는 것이고, 깨달음은 속과 겉에 큰 틈으로 큰 빛이 생겨 그것에 대한 모든 것을 훤히 보고 알게 되는 것입니다. 그러면 어떤 분야를 터득하고 깨치고 싶다면 어떻게 해야 할까요? 마음을 그곳에 깨칠 때까지 계속 두게 되면 깨치게 됩니다. 단, 한 분야에 속으로 파고 들어가기 위해서는 '어떻게'라는 질문이 아니라 '왜'라는 질문을 던져야 합니다. '왜 그렇지?'라고 의문이 들고 속으로 관심을 두어 원인의 원인에 원인으로 속으로 파고 들어가 뿌리를 계속 찾아 들어가게 되면 뿌리까지 미세한 틈이 생겨 빛이 새어 나와 순간 '아!' 하는 말로 표현하지 못하는 기쁨을 누리게 됩니다. 이 기쁨과 희열은 단순한 감각적 쾌락에서 오는 즐거움으로 생긴 표면의 기쁨과는 차원이 다릅니다.

　　이렇게 한 분야에 제대로 알고 싶은 호기심이 생기면 그 분야에 어두웠던 마음에 도화선인 불을 켜는 용기를 내게 되고, 그 분야에 혼을 불어 넣어 나와 연결이 되도록 그것을 인정하고 받아들이고, 스스로 매일 연습해서 중간에 잘 안 되더라도 조급해하지 않고 너그러움을 발휘하고, 그 분야를 좀 더 깊게 파고들 어 이해하고 알게 되면 그 분야를 좋아해서 나중에 사랑하게 되고, 조금씩 더 깊 게 알게 되면 해냈을 때 보람을 느끼고, 마음을 편안하고 태평스럽게 여유를 가 지고 골똘히 사고를 하다 보면 순간 '아! 이거구나'라는 속에서 나오는 빛을 보는 탁 '깨침'이 오게 됩니다. 즉 사람이든, 물건이든, 자연의 생명이든, 지구 밖에 우 주든 내가 알고 싶은 분야를 간절히 원하는 간절함과 매일의 꾸준함으로 계속 마음을 한곳에 두게 되면 빛을 보는 깨침을 누구나 터득하게 됩니다. 이렇게 마 음은 한곳에 두면 알게 되는 특징이 있습니다.

그러나 수많은 사람이 마음을 한곳에 두지 못하고 자기 하고 싶은 욕망에 이 끌려 하고 싶은 대로, 감정에 이끌려 자기 성질대로, 생각에 이끌려 순간순간 자 기 뜻대로 하다 보니 한 분야에 빛을 보는 깨침을 이루지 못하게 됩니다. 깨침은 깨달음으로 가기 위한 매우 중요한 과정입니다. 한 곳에 빛을 보고 나면 다른 곳 도 빛을 내는 원리는 같기 때문에 똑같이 속을 깨부수면 전체를 좀 더 빠른 시간 에 훤히 볼 수 있습니다. 어릴 때 재능이 있는 사람이 좋아하는 분야에 대해 깨치 는 것은 조금 더 빠른 시간에 할 수 있지만 자기가 싫어하고 재능이 없는 것을 깨 치는 것은 하늘의 별따기입니다. 그러나 내가 잘 모르고 싫어하고 재능이 없는 곳에서 늘 인생의 큰 괴로움이 닥쳐옵니다. 오늘도 매일 새벽에 일어나기 싫은 마음을 극복하여 같은 시간에 일어나고 이런 깨침을 위해 태평스러움으로 명상 하고, 미래에 이루고 싶은 한 곳에 간절함을 두고 현재는 시시각각으로 깨어 있 고 미래의 깨달음을 위해 매일매일 깨침으로 나아가 봅니다.

" 수많은 깨침으로 깨달음이 이루어진다 "

57㎜ 성장 소나무 🌲

알아차림

깨침으로 깨달음을 구하다 보면 너무 한쪽으로 파고드는 쏠림 현상이 생길 수 있습니다. 한쪽으로 편중되는 것, 욕심을 부리려는 것 등 스스로의 알아차림이 필요합니다. 이런 알아차림으로 균형을 이룰 수 있습니다. 알아차림은 내가 나를 스스로 볼 수 있는 힘입니다. 내가 어떤 감각을 쓰고 있는지, 어떤 생각을 하고 있는지, 어떤 동작을 하고 있는지 알아차림이 필요하고 또 이런 감각, 생각, 동작 에너지를 소비하기 위해 음식 에너지를 균형 있게 섭취하고 있는지, 생활 습관을 자기 루틴으로 만들어 에너지의 적정성을 효율 있게 분배하고 있는지 균형을 맞출 필요가 있습니다. 이런 알아차림이 부족하면 한쪽으로 치우쳐 자기 원하는 욕구대로, 자기감정대로, 자기 뜻대로 하게 되는 사로잡힘에 빠질 수가 있고 이런 사로잡힘에 빠지면 거기에서 헤어나오지 못하고 결국 탐욕을 일으키고, 화를 내고, 자기 고집대로 하려다가 실패나 후회하는 큰 인생의 괴로움을 마주하게 됩니다.

그러면 어떻게 알아차림을 할 수 있을까요? 먼저 미세한 움직임을 느낄 줄 알아야 합니다. 미세한 움직임을 스스로 알아차려야 내가 하는 감각, 생각, 동작의 에너지 큰 쓰임도 알아차릴 수 있는 힘이 생기게 됩니다. 이런 미세한 움직임을 알아차리기 위해 모든 감각, 생각, 동작을 멈추어 숨 쉼이라는 하나의 움직임만을 느껴 봅니다. 먼저 시각을 차단하기 위해 눈을 감고, 청각, 후각, 미각을 차단하기 위해 소리 없는 조용한 방에서 입안을 비우고 앉아 있습니다. 동작을 멈추기 위해 가부좌를 틀고 손을 단전에 모으고 허리와 가슴을 펴고 살기 위해 호흡만 합니다. 생각을 멈추기 위해 아무 일이 없이 어떠한 잘하려는 의도도 가지지 않고 태평스럽게 모든 긴장을 풀고, 자연스러운 호흡을 하면서 들어가는 숨과 나가는 숨의 코털과 콧바람이 느껴지는 코끝에만 집중을 합니다. 모든 감각, 생각, 동작을 멈추고 유일한 촉각인 코털의 움직임만 집중을 하여 코털의 미세한 움직임만 알아차립니다. 물론 금방 되지는 않기 때문에 놓치면 또 코털에 집중하고, 놓치면 또 집중해서 미세한 콧바람에 계속 집중을 해 봅니다. 그러면 청보리가 바람에 쓸리듯이 코털이 콧바람에 쓸리는 기분 좋은 느낌을 만끽해 보는 무아지경의 삼매에 들 수 있습니다. 이것을 우리는 명상이라고 부릅니다. 이런 명상을 매일 꾸준히 반복해서 하다 보면 졸음을 극복하고, 다리 통증을 극복하고 오랜 시간이 지나면서 걷잡을 수 없는 생각인 망상까지 극복을 하게 되면 나중에 머리가 굉장히 맑아지고 집중이 잘됩니다. 이런 명상을 매일 1분, 나아가서 10분, 나아가서 30분 이상을 하다 보면 내가 어떤 감각에 빠지는지, 어떤 생각에 빠지는지, 내가 어떤 동작, 습관에 빠지는지를 스스로 알아차릴 수 있는 힘이 생깁니다.

이런 알아차림을 어떤 원을 가지고 매일 꾸준함으로 계속 정진하다 보면 깨침이 오게 되고 이런 깨침이 수없이 반복되다 보면 결국 깨달음을 구할 수 있음을 알고 꾸준히 정진해 봅니다. 오늘도 알아차림을 위해 명상을 하고 하루를 시작해 봅니다.

알아차림은 나의 거울이다

58 mm 성장 소나무 🌲

비움

우리는 살면서 뜻대로 하려 하고, 기분대로, 성질대로 하려 하고, 욕심대로 하는 경우가 많습니다. 그러다가 무엇이 제 마음대로 안 되어 괴로워하면, 주위에서 "네가 너무 욕심을 내서 그런 거니 마음을 한번 비워 봐라"라는 말을 한 번씩 듣곤 합니다. 우리는 이렇게 생각을 비워라, 마음을 비우라는 '비움'에 대해서 듣지만, 실제 비워 내기를 어려워합니다. 생각대로 비워지지 않고 마음을 내 마음대로 비울 수 없어 합니다. 또 그 당시만 욕심을 내려놓자, 하고는 다시 그 환경에 있으면 다시 어느새 '비움'이 아닌 '채움'으로 일관하는 자기 모습을 볼 수가 있습니다.

왜 이렇게 채움이 비움보다 낫다고 생각하고 무의식까지도 그렇게 느낄까요? 그것은 비움에 대한 불안함과 채움에 대한 욕심 때문에 그렇습니다. 원래 생각이나 감정이나 욕심은 채워졌다 비워졌다 계속 반복이 되는데 나는 내 그릇보다 더 채울 수 있다고 과신하는 것입니다. 그러나 현실에서의 행동으로서의 능력은 자기의 생각보다 못하다는 것을 느낄 수 있습니다. 사람마다 가지고 있는 능력은 다 다른데 그만큼 내가 경험을 못 쌓은 것은 생각을 하지를 않고 생각이 앞서고 마음이 앞서는데 그릇은 작아 행동은 그만큼 못 해내는 경우를 많이 보게 됩니다. 이럴 때는 어떻게 해야 할까요? 하나는 능력을 키워 그릇 크기를 키우고, 하나는 마음을 비우는 방법이 있습니다. 동작에 대한 능력을 키우는 것으로 그릇을 키우되 목표를 높게 두지 않고 꾸준히 나의 능력을 매일 매일 향상시켜 봅니다. 못한다고 자책하지 않고 잘한다고 과신하지 않으면서 꾸준히 매일 연습을 합니다. 그러나 능력을 키우는 것이 자신이 없다면 마음을 비우는 것입니다. 그러면 오히려 마음이 가벼워집니다. 그러면 어떻게 마음을 비우면 될까요? 우리 몸과 맘 자체 시스템에서 채움과 비움의 생기는 기전을 이용해 봅니다. 실제 보고 들은 감각의 정보가 생각의 정보로 옮겨지고 감정의 정보로 옮겨져, 감각을 열수록 즉 많이 볼수록, 생각이 많아지고 감정이 많아질 수밖에 없습니다. 그러므로 감각을 최소한으로 쓰면 됩니다. 아주 필요한 곳에만 보고 듣고 필요 없고 잡다한 것은 보고 들으려 하지 않습니다. 스마트폰으로 수많은 정보를 볼수록 생각과 감정이 더 채워져 복잡해질 수밖에 없는 구조이므로 재미를 따지지 않고 나에게 유익한가를 따져서 유익한 것만 필요한 것만 최소로 봅니다. 감각을 최소로 한 다음에는 동작을 최대로 합니다. 즉 몸을 많이 움직이고 머리에 땀이 날 정도로 춤이나 운동이나 해야 할 집안일 등을 합니다. 생각과 감정이 복잡하다는 것은 생각과 감정의 쓰레기들이 우리 뇌 안의 글림프 시스템에(130번 참조) 차 있다는 것이고 이 쓰레기를 내뱉기 위해 땀을 내서 노폐물을 내뱉으면 뇌 글림프 오염이 줄어들게 됩니다. 그리고 밤 10시부터 새벽 5시 사이에 숙면을 취하면 원래 우리 뇌 안의 감각, 생각과 감정시스템을 정화를 하게 됩니다. 밤에 멜라토닌이 생각과 감정, 욕구의 찌꺼기를 글림프 시스템에서 청소하여 그 찌꺼기를 림프로 보내면 그 찌꺼기를 다음날 낮에 햇빛을 보면서 땀으로 빼내면 됩니다. 햇빛을 보면서 땀을 빼면 피부에서 세로토닌이 만들어지고 이 세로토닌이 밤에 멜라토닌으로 바뀌어 밤에 뇌를 청소를 하기 때문에 햇빛을 많이 쬘수록 깊은 잠을 자서 해가 있을 때 땀을 빼는 것이 좋습니다. 이렇게 잠과 땀으로 생각, 감정, 그리고 욕구의 찌꺼기를 내뱉고 나면 다시 원인인 찌꺼기를 다시 받지 않으면 우리 몸과 마음은 결과적으로 비워집니다. 이 찌꺼기를 받는 것이 '바람'입니다. 구걸하듯이 자꾸 누군가에게 바라면 비워진 마음이 다시 찌꺼기로 채워집니다. 즉 줄 생각이 없는 사람에게 자꾸 바라면 부담과 괴로움만 오가게 됩니다. 마치 길 가는 사람에게 돈 주기를 바라는 거지와도 같은 것입니다. 길가에 앉은 거지가 만약 책을 읽으러 길가에 앉아 있다면 돈을 받으면 바람이 애초에 없어서 기쁘겠지만, 돈만 구하러 나왔는데 길 가는 이가 돈을 주지 않으면 거지 속만 타게 됩니다. 나의 감각은 최소로만 필요한 곳에 쓰고, 필요한 동작 능력은 매일 성장시키고 땀과 잠으로 매일 찌꺼기를 씻어 내고 내가 받으려는 바람을 내려놓고 오히려 남에게 도움을 주는 나눔인 '줌'을 실천하면 '비움'을 매일 느끼게 되어 마음이 가벼워집니다. 오늘도 땀, 잠, 줌, 쉼으로 비움을 실천해서 내 마음을 리셋해 봅니다.

**❝ 내 마음은 채우면 무거워지고,
나눠서 비우면 가벼워진다 ❞**

*59*mm 성장 소나무 🌲

바르게 봄

　　우리가 살아가면서 어떤 행동들을 하게 되고, 같은 행동을 반복하면 습관이 되고, 그것이 모여 한 도시의 관습이 되고, 한 나라의 문화가 되고, 시간이 축척이 되면 그 민족의 역사가 됩니다. 크게 보면 민족의 역사를 만드는 것은 그 나라 국민의 한 행동이 역사의 씨앗이었습니다. 그리고 어떤 행동을 하게 된 계기는 어떤 생각에서 나오게 되고 어떤 생각의 계기는 어떤 감각기관으로부터 정보를 받아들인 것에서 시작됩니다. 즉 어떤 것을 보고 들은 정보로부터 결국 생각을 하게 되고 무의식적으로든 의식적으로든 행동을 하게 됩니다. 우리 몸에 감각기관은 총 5개가 있습니다. 시각, 청각, 후각, 미각, 촉각인데 이 중에 가장 큰 영역을 차지하는 것이 시각입니다. 즉 어떤 것을 본 것이 생각과 말과 행동에 가장 크게 영향을 미칩니다. 자극적인 것을 보면 기분이 들떠서 행동이 빨라지고, 슬픈 것을 보면 기분이 가라앉아서 행동이 느려집니다. 또 나쁜 것을 보면 죄책감이 들고 움츠러들게 되고, 좋은 것을 보면 마음이 밝아지고 자세가 당당해집니다. 이렇게 한 사람의 말, 표정, 자세(자신과의 소통결과에 따른 정지동작), 태도(상대방과의 소통결과에 따른 정지동작), 행동을 보면 어떤 것을 본 것인지 미루어 짐작할 수가 있습니다. 현재 우리는 현대 자본주의에 살면서 많은 언론 매체와 개인 스마트폰에서 실시간으로 보이는 자극적인 것을 많이 접하게 됩니다. 자극적일 수밖에 없는 이유는 서로 자기를 알리려 하고 경쟁자는 많다 보니 상위 노출이 되려면 남들 눈에 띄어야 하고 그러면 갖가지 자극적인 수단을 쓰게 됩니다. 그래서 많이 자극적일수록 남들 눈에 잘 띄어서 자기를 알릴 수 있는 기회가 생기므로 우리는 자연스럽게 자극적인 것을 더 많이 볼 수밖에 없는 구조입니다. 더욱더 세계는 연결이 되고 온라인으로 실시간 볼 수 있으니 비교물과 비교

할 사람이 더 많아져서 과거에 한적한 시대보다는 현대 사회는 한 번에 볼 수 있는 정보가 어마어마하게 많아지다 보니 슈퍼 경쟁으로 매우 자극적일 수밖에 없습니다. 그러면 더 놀라는 것, 더 위험한 것, 더 공격적인 것, 더 예쁜 것, 그리고 더 성적인 것이 조회수가 많아져서 우리 눈에 상위노출 될 수밖에 없고 정직한 것은 조회수가 적어 점점 노출도 되지 않아 그 격차가 커지니 자연스럽게 우리는 자극적인 것만을 학습하게 됩니다. 이렇게 세계의 연결이 빨라지는 것이 반드시 좋은 것만 있는 것은 아닙니다. 이렇게 자극적인 것을 보니 자극적인 생각이 들고 자극적인 행동을 하게 될 가능성이 커 우발적인 행동으로 뉴스에 각종 기사로 상위 노출되는 것들이 자살, 타살, 성폭력, 정쟁, 전쟁 등이 되겠습니다. 그것들을 보고 자라나는 아이들은 더욱 자극적인 행동을 해서 미래의 문화와 역사로 만들어 결국 공멸하는 속도가 더 빨라질 것입니다. 우리가 살고 있는 세상도 자극적이고 우리의 지구 환경도 각종 쓰레기로 몸살이 나서 공해, 수해, 지진, 태풍, 해일, 가뭄, 폭우 등 자극적인 날씨가 더 자주 생겨 자극적인 세상과 함께 불안을 더 가중시키고 있습니다.

이런 빠른 공멸을 막으려면 어떻게 해야 할까요? 많이 늦었지만, 지금이라도 바른 것만 보고, 좋은 것만 보고, 긍정적으로 보려고 해야 합니다. 그러려면 진실을 볼 수 있는 진실의 눈을 가져야 합니다. 사물과 사람을 '있는 그대로' 볼 수 있는 눈을 가지는 것이 사실을 사실대로 보는 진실의 눈을 가지는 것입니다. 우리는 현재에 깨어 있지 못하고 나의 과거와 비교하고 나의 미래와 비교하는 시간적 비교, 또 다른 사람과 비교하는 공간적 비교를 해오는 눈을 가져 시간적 공간적 비교의 늪에서 빠져나오지 못해 괴로움에서 헤어나오지 못하고 있습니다. 시간적, 공간적으로 남이 아닌 나에 깨어 있지 못한 과거, 미래가 아닌 현재에 깨어 있지 못하는 어리석은 눈으로 세상을 바라보고 살아왔습니다. 결국 내가 세상을 있는 그대로 보지 못하는 어리석은 눈을 가져 자극적인 것에 눈을 돌리고 급기야 공멸을 가져오게 되는 원인이 된 것입니다. 이제는 남이 아닌 나, 저기가 아닌 여기, 과거, 미래가 아닌 현재에 눈을 떠 나, 여기, 현재에 깨어 세상을 있는 그 대로 바라보는 '바르게 보는' 눈을 가져 봅니다. 원래 세상은 시끄럽다고 할 것이 없는데 내가 한 생각 잘못 일으켜 어리석은 눈으로 세상을 본 것을 알고 지금에 깨어 있어 세상을 '있는 그대로' 바르게 봅니다. 오늘부터 하루를 세상을 바르게 보며 바른 역사를 나의 맑은 눈으로부터 시작해 봅니다.

"
바른 눈이 바른 역사를 만든다
"

*60*mm 성장 소나무

바른 생각

우리는 무언가에 대한 것을 보고 들으면 생각과 감정을 느끼게 됩니다. 그중 생각의 옳고 그름은 대뇌피질에서 관장하고, 감정의 좋고 나쁨은 변연계에서 관장합니다. 이 중 생각은 어떻게 해서 일어날까요? 시각, 청각, 후각, 미각, 촉각의 현재 정보가 입력되면 과거의 정보와 비교해서 생각이 일어납니다. 현재 정보가 입력되면 시각의 이미지 검색은 후두엽에서, 청각의 언어와 말 검색은 측두엽에서, 미각의 맛 검색은 뇌섬엽에서, 촉각의 감촉 검색은 두정엽에서 한 다음 시상으로 감각을 모아서 전전두엽에서 입력정보의 판단을 합니다(후각의 냄새 검색은 바로 전전두엽으로 가게 되는데 위험 순간 시 즉각 행동을 위해 시상을 거치지 않습니다.). 그래서 과거 정보 처리한 기억과 현재의 입력정보가 일치하면 안전하다고 판단하고 부교감신경이 작동해서 세로토닌 물질이 나와 심장 박동수를 내려 안정이 되고, 과거 기억과 현재 입력이 불일치하면 일단 긴장을 해서 심장박동수를 올려 불안정하게 됩니다. 그러면서 이것이 무엇일까라는 사고 판단의 생각으로 뇌에 많은 일을 하므로 영양공급을 위해 혈류를 올려 주려고 심장에서 펌핑을 하게 됩니다. 이때 과거와 현재의 정보가 일치를 하면 전전두엽에서는 '옳다'고 판단하고, 정보가 불일치하면 '그르다'라고 판단을 하게 됩니다. 즉 이런 생각의 옳고 그름은 과거에 내가 무엇을 배웠나와 관계되지 실제 진실과는 거리가 멀 수도 있습니다. 노트북이 뇌라면 무엇을 입력했느냐에 따라 계속 같은 정보를 입력하면 맞다고 판단하는 것과 같습니다. 그러므로 내 생각이 옳다 그르다 할 것이 없음을 알아야 합니다. 그런데 내 주장이 맞다, 내 생각이 맞다고 내 생각을 고집하는 것은 이러한 원리를 모르고 내 노트북에 들어 있는 정보가 다 맞다, 나의 기억이 옳은 것이라고 고집하는 것과 같습니다.

또 한 가지는 새로운 정보가 계속 들어온다면 우리 뇌가 긴장을 한다는 것입니다. 이것이 무엇일까 계속 판단을 하게 합니다. 그러면 내가 '이게 뭘까'라는 탐구심, 호기심이 있지 않은 이상, 긴장을 하지 않기 위해 뇌는 관찰을 해서 살펴 안전도를 따져 접근하거나, 이게 그전 것과 비슷해서 맞다 싶으면 연결하려고 행동하고 그전 것과 많이 달라 좀 이상하다 싶으면 회피하려고 행동하게 됩니다. 이런 뇌의 성질을 대기업은 간파하고 광고에 엄청난 돈을 써서 우리의 뇌 속에 기억을 저장하게 하고 입력하는 정보를 이상한 것이 아닌 편안하고 자연스러운 것의 정보로 인식하게 합니다. 그러면 나중에 어떤 회사가 낸 제품은 신제품이라도 그 회사의 좋은 기억으로 편안하게 받아들이고 연결하려고 실제 그 제품의 옳고 그름, 좋고 나쁨을 떠나 구매 행동을 하게 된다는 것입니다.

문제는 자본주의의 학습이 심해지면 타인에게 피해를 주든 말든 자기에게 옳은 일을 자꾸 하도록 학습시키게 됩니다. 이것이 나중에는 비정상의 일들이 많아지면 비정상의 정상화가 되어 나는 맞다고 생각하지만, 점점 옳지 않은 생각들이 많아질 수 있는 원리입니다.

그러면 어떤 생각들이 바른 생각일까요? 물질적으로든, 생명적으로든, 육체적으로든, 정신적으로든, 성적으로든 타인에게 피해를 주는 것은 옳지 않은 것입니다. 왜냐면 결과적으로 나에게나 내 자손에게 시차를 두고 피해를 줬던 타인으로부터 피해가 어떤 식으로든 오게 되기 때문입니다. 그러면 물질적, 생명적, 육체적, 정신적, 성적으로 타인에게 연결되어 도움을 주고 자연과 연결되는 것이 바른 생각입니다. 물질적으로 타인에게 기부하고, 생명적으로 아파 죽어가고 굶어 죽어가는 생명과 타인을 살리고, 육체적으로 타인을 도와주고, 정신적으로 타인에게 연결하려고 대화로 소통하고 성적으로는 한 사람과 깊은 사랑을 지속하는 것이 바른 생각입니다. 즉 생명과 사람과 자연과의 부정적 의도적 연결이 아닌, 긍정적 연결인 자연스러운 연결의 생각이 바른 생각입니다. 오늘도 바른 생각으로 내 생각을 고집하지 않고, 타인에게 피해가 아닌 도움을 주는 선행을 매일 해 봅니다.

바른 생각은
생명과 자연과의 바른 연결이다

61㎜ 성장 소나무

128

바른 마음

　　우리는 생각을 한 다음에 행동으로 옮긴다고 말하지만, 생각에서 생각으로 머물기도 하고, 행동이 무조건 생각에서만 나오는 것이 아니라 오히려 상당수가 무의식적으로 나오는 경우가 많습니다. 이 무의식이 바로 마음입니다. 즉 의식인 생각 영역보다 무의식인 마음 영역에서 말과 행동으로 표출되는 경우가 많아 바른 마음을 먹어야 바른말과 바른 행동으로 나오게 됩니다. 그럼 무의식이라고 하는 마음은 어디에서 나오는 것일까요? 우리의 뇌는 세 층으로 구성이 되어 있습니다. 위층의 뇌가 지성, 생각의 뇌인 대뇌피질, 중간층의 뇌가 감성, 감정의 뇌인 변연계, 아래층의 뇌가 본성, 욕구의 뇌인 뇌간과 소뇌입니다. 여기서 우리가 흔히 말하는 마음에 해당하는 뇌가 감성의 뇌인 변연계와, 욕구의 뇌인 뇌간과 소뇌입니다. 즉 변연계가 담당하는 감정과, 뇌간이 담당하는 생존 욕구(먹는 것과 관련된 갈증, 배고픔, 자는 것과 관련된 졸음, 잠, 움직임과 관련된 공격과 방어의 힘, 보호와 관련된 통증)와 종족 보존의 욕구(성행위, 자식돌봄), 그리고 소뇌가 담당하는 습관이 마음에 해당하는 영역입니다. 이렇게 마음이란 살고자 하는 욕구, 낳고자 하는 욕구, 살아가는 습관, 그리고 살면서 마음의 상태를 나타내는 감정을 종합적으로 합쳐서 말합니다. 그래서 무엇을 하고 싶다는 욕구가 매번 같을 수가 없고, 마음의 날씨인 감정이 매번 같을 수가 없으니, 마음은 한결같을 수 없고 매일매일 변덕이 생길 수밖에 없는데 우리는 마음이 한결같아야 한다고 잘못 생각을 하다 보니 괴로움에 빠지기가 쉽습니다.

　　마음이란 주위 사람들과 주위 환경인 분위기에 영향을 받기가 쉽습니다. 나의 주변 사람들의 분위기가 이기적이면 내 마음이 삐딱해지기 쉽고, 분위기가 폭력적이면 내 마음이 움츠러들거나 화가 나기 쉽고, 주위에 착한 사람들이 많으면 내 마음을 선하게 내기 쉬워집니다. 그러면 항상 나는 주위의 분위기에 이끌려 내 마음이 타인의 감정에 의존하게 됩니다. 내가 만약 회사에 다닌다면 매일매일 다른 사람들이 오가고 회사 사장이나 동료들의 감정이 어떻게 될지 모르니 내 마음이 거기에 휘둘리면 내 감정의 주인으로 살 수 없고 늘 남 눈치를 보는 남의 감정의 종으로 살게 되어 매일이 고통스러울 수밖에 없습니다.

그러면 어떻게 마음을 가져야 덜 괴롭고 바르게 마음을 가질 수 있는 것일까요? 항상 어떤 외부 환경에서도 마음을 고요하게 가져 보려 하는 것입니다. 그러려면 먼저 조용한 환경에서 먼저 마음을 고요하게 가져 봅니다. 아무도 일어나지 않은 조용한 방에서 매일 새벽 또는 혼자 있는 저녁에 평정심을 연습하는 명상을 해 봅니다. 조용한 곳에 앉아 눈을 감고 오로지 숨 쉬는 코끝에만 집중하면 감각, 생각, 동작이 멈추기 때문에 오랜 기간 연습을 하다 보면 마음이 고요해지는 것을 알아차리고 유지해 나갈 수 있습니다. 시간이 지나 조용한 곳에서 마음을 고요히 할 수 있다면, 나중에는 소리가 나는 환경에서 마음을 고요히 할 수 있고, 시간이 더 지나면 걸을 때도 마음을 고요히 할 수 있고, 아주 오랜 시간이 지나면 일할 때도 마음이 동요되지 않고 어느 정도 진폭은 있겠지만 옛날보다 훨씬 더 다른 주위 사람에게 휘둘리지 않고 마음의 감정과 욕구를 잔잔한 정도를 유지할 수 있게 됩니다. 이런 고요함이 바로 바른 마음이며, 바른 마음이 바로 주위 환경에 얽매이지 않는 자유로운 마음이고 괴롭지 않은 행복한 마음입니다. 오늘도 바른 마음을 가지기 위해 매일 명상을 해 봅니다.

"
바른 마음은 고요함이다
"

*62*mm 성장 소나무

바른 말

우리는 살면서 하루에도 정말 많은 말들을 하고 삽니다. 하루에 몸을 움직이는 것보다 수백 배, 수천 배 이상으로 말을 하는 경우가 많습니다. 오죽하면 말하는 공간을 위해 카페가 얼마나 많이 생겼는지 모릅니다. 이렇게 말을 많이 하고 대화를 많이 하는데 정작 상대방과의 소통을 왜 잘되지 않을까요? 아마 우리는 말의 태생적 의미를 잘 모르고 말을 하기 때문일 겁니다. 새들도 동물도 서로 지저귀고 짖으며 서로의 의사를 표현합니다. 먹이가 어디 있다고 하거나 위험하다고 하거나 서로에게 알려주는 의사 표시를 하는 것입니다. 즉 말의 수많은 기능 중 큰 기능을 하는 것이 '알림'입니다. 내 마음이나 다른 그룹들의 마음을 전달하는 의사표시 수단으로 표정, 손짓, 몸짓, 말이 있는데 이 중 말이 가까이 있는 사람에게 확실하게 알려주기 가장 좋은 수단입니다.

그러나 우리는 이런 마음을 전달하는 알림의 핵심 기능보다 전달하고자 하는 것을 말로 과장되게 꾸미거나(기어), 없는 말을 만들거나(망어(거짓말)), 여기서는 이 말, 저기서는 저 말을 하거나(양설(모함)), 상대방에게 일방적으로 강하게 지시하거나(명령), 다른 사람을 깎아내려 흉을 보는 말을 하거나, 욕하고 무례한 말(악구(욕설))을 하거나, 불필요한 말이나 허튼소리(잡담)를 하는 경우가 훨씬 많습니다. 그런데 꾸민 말과 없는 말, 양쪽 말은 언젠가 사실이 드러나면 망신을 사게 되고, 강하고 거친 말은 감정을 일으키고, 빈말은 실없이 보이게 합니다.

즉 사실이 드러나면 그 사람 일으킨 마음이 드러나기 때문에 그 사람이 말한 그대로 이미지를 스스로 가져갑니다. 즉 내가 내어놓은 말이 내 쪽으로 화살이 결국 돌아오는 것을 나중에 알게 됩니다. 그래서 바르게 말을 하게 되면 바른 마음이 다른 사람을 통해 다시 나에게 돌아오게 됩니다.

그러면 어떤 말이 바른말일까요? 말은 사람과 사람의 마음을 연결하는 언어적 수단입니다. 말하기 전 필요한 말인가를 먼저 생각해서 빈말을 하지 말고 필요한 말만 합니다. 필요한 말을 하더라도 말하는 방향이 인공적인 길을 만들어 어떤 의도를 보이지 말고, 자연스러운 길로 마음을 그대로 전달하는 알리는 말을 합니다. 말하는 속도는 갑작스럽게 빠르게 하거나 강요거나 거칠게 말하지 말고 일정한 속도로 부드럽게 말을 합니다. 그리고 말이 나아가는 과정에서 말을 덧붙이거나 빼지 않고 있는 그대로 사실대로 말을 합니다. 또 모함하고 갈라지게 만드는 말을 하지 말고 화합되는, 하나로 모아주는 말을 합니다. 이렇게 말을 할 때는 자기 생각에 빠져 의도를 가지거나 자기 감정에 빠져 감정에 치우치거나 자기 욕구에 빠져 상대방을 헤아리는 마음이 부족하지 않아야 합니다.

　말은 생명력이 있어서 말을 하기 전 필요한 말인지 먼저 생각을 하고 생명력 있는 말의 시작이 내 입으로부터 떠나서 나아가는 방향은 맞는지, 속도는 적당한지, 그리고 과정에서 덧붙임이 없는지 체크하고, 말의 마무리는 갈라지는 것이 아니라 화합이 되도록 모아 줌으로 상대방의 귀에 도착하게 합니다. 이렇게 바른말은 나의 마음, 나의 생각, 나의 입, 공기(매질), 상대방의 귀, 상대방의 마음에 와닿아 연결되어 울림이 생기면 드디어 나와 상대방을 이어주게 됩니다. 이렇게 말은 필요한 말만 하되 사실 그대로 부드럽게 알려주어 서로 화합되게 하는 것입니다.

　바른 말로 상대방과 연결되기 위해서는 내 말을 하기 전 먼저 상대방 말을 귀담아 잘 들어야 합니다. 귀로 상대방의 마음을 전달받아 입으로 나의 마음을 내어놓아야 비로소 상대방과 연결이 됩니다. 사람은 기체인 공기, 액체인 물, 고체인 땅 그리고 파(전파, 음파 등의 파장)로 연결되어 있습니다. 그 중 음파인 목소리가 말로 표현되어 나와 생명체를 서로 연결해 줍니다. 상대방과의 진정한 음파 연결은 눈으로 서로의 마음을 마주하고 귀로 마음을 받아 입으로 마음을 내는 것입니다. 말은 이기기 위함이나 지키기 위함이 아닌 연결하기 위함임을 알고 오늘도 익숙지 않은 듣기를 먼저 실천해 나의 마음을 담아 내어 봅니다.

바른 말은
마음 연결의 시작이다

*63*mm 성장 소나무 🌲

바른 행동

　　우리가 하는 행동들은 팔, 다리와 몸을 가지고 쓰는 동작의 쌓임을 말합니다. 이런 사지와 몸을 가지고 의식적으로든 무의식적으로든 행동을 하게 됩니다. 하루 24시간 중 잘 때와 쉴 때 말고는 동작을 계속하게 되는데, 낮에는 대부분 일을 한다고 일에 맞는 행동들을 하게 되고 저녁에는 자기 개인적인 용도로 취미 생활을 하거나 운동을 하거나 볼일을 보러 가거나, 또는 집에서 필요한 일을 하거나 편하게 쉬면서 핸드폰을 보는 등의 행동을 하게 됩니다. 만약 사무일을 한다면 돈을 받고 남에게 쓰이는 일을 한다고 반나절을 앉아 있는 행동을 주로 하게 되고, 저녁에도 특별히 운동이나 몸을 많이 움직이는 행동을 하지 않으면 집에서 몸을 잘 움직이지 않고 집안일 하는 정도의 행동을 하게 됩니다. 저녁에 몸을 많이 움직인다면 자기 건강을 챙기는 운동을 위해서 개인적 행동을 합니다.

　　이렇게 동작을 쓰더라도 개인적 건강을 위해서만 팔다리를 사용하고, 상당수는 팔다리 사용 빈도가 낮아 팔다리가 차게 되는 수족냉증 등 병이 생깁니다. 또 감각과 생각을 남을 위해서 사용해야 한다는 수동적 마인드가 있다면 낮 동안 긴장하여 정신적 스트레스도 많습니다. 이렇게 현대인들은 감각과 생각을 많이 사용하고 거기에 비해 동작은 적게 사용하는 경우가 많아 병이 잘 생기고, 운동을 하더라도 자기 팔다리를 나를 위해서 씁니다. 남을 위해서 내 팔다리를 스스로 쓰지 않고 돈을 받고 어쩔 수 없이 쓰이는 경우가 상당히 많아 행동들이 점점 줄어들고 또 하더라도 자기만을 위한 행동이 대부분이라는 것입니다.

　　문제는 자기만을 위한 행동이 과연 자기를 위하는 것일까라는 것입니다. 감각과 생각에 빠져 살게 되면 자기 감각을 즐기기 위해 타인에게 피해를 끼치는 경우가 점점 늘어날 수 있고, 일을 할 때도 자기 이익을 위해 상대방 손해를 고려하지 않을 때도 생길 수 있습니다. 단편적으로 보면 나에게 유리한 행동을 하는 것 같지만 넓게 긴 시간을 두고 보면 상대방에 손해를 끼친 것이라 상대방도 자기를 도와주지 않거나 해코지하게 되면 결과적으로는 자기에게 불리하게 됩니다. 시간을 줄이면 자기에게 유리한 것 같지만 시간을 늘려 보면 유리가 불리로 바뀌는 것이지요. 결과적으로 남이 나에게 해를 끼치게 되기 때문에 나를 위해서라도 남에게 해를 끼치는 것은 어리석은 일입니다.

그래서 내가 하는 행동이 남에게 해를 끼치는 행동이 있는지 살펴봐야 합니다. 의식적으로나 무의식적으로 타인의 물건을 다치게 하는 물질적 손해, 술 마시고 타인에게 상해를 입히는 육체적 손해, 말로써 다른 사람의 감정을 건드리는 정신적 손해, 말이나, 몸으로 다른 사람의 신체를 건드리는 성적 손해 등 내가 하는 행동이 타인을 괴롭히면 결국 내가 더 큰 손해를 입게 됩니다.

그러면 어떤 것이 바른 행동일까요? 나의 소중한 팔다리가 남을 이롭게 하는 데 쓰이는 행동입니다. 물질적으로 남의 물건을 금전적으로 손해를 끼치는 것이 아니라, 어려운 사람을 위해 나의 팔다리로 번 소중한 돈으로 금전적 도움을 주는 기부를 하는 것입니다. 육체적으로는 타인을 다치게 하는 것이 아니라, 돈을 받지 않고 나를 위한 것이 아닌 어려운 사람들을 위해 내 팔다리가 쓰이는 봉사를 하는 것입니다. 정신적으로 타인을 괴롭히는 것이 아니라, 말과 글로써 타인을 위로하고 정서적 도움을 주는 따뜻한 대화와 글을 작성하는 것입니다.

나의 팔다리를 억지로 쓰면 동작도 적고 감각과 생각이 많아지는 스트레스로 병이 되지만, 내가 스스로 알아서 잘 쓰이면 돈을 받든 받지 않든 내가 주인이 되어 내 팔다리가 남에게 잘 쓰이게 됩니다. 돈을 받고 잘 쓰이면 회사가 좋아하고 돈을 받지 않고 잘 쓰이면 도와준 사람이 좋아집니다. 내가 스스로 할지 억지로 할지 하는 한 생각이 나도 건강하고 남도 이롭게 하느냐. 나도 병들고 남도 병들게 하느냐를 갈리게 합니다. 결국 어차피 잘 쓰이지 않아 왔던 나의 소중한 팔다리가 남에게 이롭게 쓰이면 돈으로는 절대 살 수 없는 보람을 얻을 수 있고 자존감이 올라가서 당당하게 됩니다. 오늘도 나는 남을 위해 세상을 위해 쓰일 나의 팔다리를 건강하게 하기 위해 채식과 등산을 하고 그 몸으로 조금이나마 봉사하고, 그 손으로 글을 매일 씁니다.

**바른 행동은 나의 소중한 팔다리가
세상에 이롭게 쓰이는 것이다**

*64*mm 성장 소나무

바른 습관

우리는 살면서 여러 가지 좋고 나쁜 습관을 가지게 됩니다. 이런 습관은 반복된 행동의 쌓임의 결과입니다. 이런 습관들이 모여 하루의 생활이 결정되고 자기만의 생활방식이 되고 나중에 무의식화된 감정에 따른 행동은 성격, 성질로 바뀝니다. 그런데 여러 가지 자기의 습관 중 바르지 않은 습관들이 결국 자기의 몸을 망가뜨리고 마음을 힘들게 하고, 나중에는 주위 다른 사람들의 몸과 마음을 힘들게 합니다. 예를 들어 담배를 피우거나 가공식품을 좋아하는 습관들이 결과적으로 암과 당뇨, 비만을 일으켜 몸과 마음을 힘들게 하고 나의 병으로 인해 어쩔 수 없이 간호해야 하는 주위 사람들이 힘들어지고 지인들이 안타깝게 생각하게 됩니다. 또 늘 앉아서 생활하다 보니 허리디스크가 생기는 등 직업으로 생기는 반복된 행동들이 자기의 몸을 망가뜨릴 수 있습니다. 이렇게 생활에서 직업에서 반복된 나의 바르지 않은 습관은 줄이고 바른 습관을 가져야 나의 몸과 마음이 건강해져 주위 사람을 편하게 할 수 있습니다. 그러면 어떻게 해야 바른 습관을 가지고 나쁜 습관을 없앨 수 있을까요? 이렇게 하기 위해 습관이 어떻게 형성이 되고 사라지는지 원리를 먼저 알아야 합니다.

하나의 습관은 무심결에 한 하나의 작은 행동을 매일 반복하다 보니 몸에 익숙해져서 습관으로 발전한 것입니다. 이 작은 행동을 담배 피우는 것이라고 한다면 먼저 태어나서 살다가 담배란 물건을 우연치 않은 기회에 마주치도록 나의 눈을 통해 시선이 움직였고, 그 냄새를 코라는 감각기관으로 맡게 되었고, 맡았던 그 순간 나의 몸이 어떤 반응을 합니다. 그 반응이 좋은 반응으로 이끌리다 보니 나도 피고 싶다는 욕구가 생겼으며, "너도 담배 한 대 피워 볼래?"라는 말에 그 욕구를 충족하기 위해 입으로 "네"하고 대답하고는 담배를 피기 위해 앞에 있던 사람이 건네주는 담배를 손으로 받아 입으로 연기를 빨아들이는 하나의 행동을 해 봅니다. 그때 기분이 무척 좋았기 때문에 같은 기분을 느끼기 위해 한 대를 더 피고 계속 매일 피다 보니 그 세월이 수십 년이 되어 흡연 습관이 흡연 중독으로 된 것입니다. 즉 하나의 습관은 눈, 코, 입, 귀, 피부의 감각기관을 통해 받아들인 '순간 반응'에 좋은 기분이 생겨 좋은 감정으로 느껴지고, 하고 싶다는 욕구가 생각을 불러일으켜 행동으로까지 이어지게 합니다. 대상-감각-반응-기분-감정-욕구-생각-행동의 8단계의 '순간의 찰나'가 만들어 내는 대상을 보고 한 무심결에 한 하나의 행동이 매번, 매일 반복이 되면 습관이 되고 지나치면 중독이 됩니다. 그래서 술 중독, 식품 중독, 핸드폰 중독 등의 생활에서의 중독이나 직업적 만성 자세의 특정 행동이나 특정 감각기관 과다 사용으로 과다 사용기관의 급노화가 일어나고 만성적 편중 사용으로 다른 기관과의 조화가 깨지다 보니 전체적으로 병이 들게 됩니다.

이런 습관은 행동의 쌓임으로 형성된 것이라 그 행동이 사라지면 습관이 사라집니다. 담배를 끊으면 담배 중독에서 벗어나고 술을 끊으면 술 중독에서 벗어납니다. 그런데 바르지 못한 습관은 이미 몸에 배어 서서히 줄이기가 힘들어 한 생각 일으켜 그 순간 바로 끊어서 해결하는 것이 가장 좋습니다. 주위에서 끊으라고 하면 몸에 밴 관성이 있어 어떤 식으로든 자기 합리화를 하기 때문에 끊기가 힘들게 됩니다. 암 진단을 받았거나, 아이가 담배를 피우는 시늉을 하는 것 등을 보고 순간 충격으로 끊을 수도 있기 때문에 결국 한 생각을 일으켜 바꾸는 수밖에 없습니다.

그럼 바른 습관은 어떻게 형성하는 것일까요? 아침에 일찍 일어나는 습관이나 매일 운동하는 습관, 건강한 음식을 챙기는 습관, 일로 인해 틀어진 자세를 바로잡는 습관, 움직여서 땀을 내는 습관, 일찍 자는 습관 등 이런 바른 습관이 나에게 일으킬 지대한 영향을 먼저 생각해서 한 생각 바꾸어 행동으로 옮기는 것입니다. 누군가 하는 바른 습관을 보고 좋다고 느껴 옳다고 생각하여 용기를 내어 행동하는 '8단계 순간 찰나'를 자기에게 적용하는 것입니다. 그 하나의 행동을 매번 매일 꾸준히 하는 것입니다. 매일 연습하여 꾸준함을 유지하는 것이라 다만 매일 초심으로 나의 작은 행동을 나의 변화를 일으키는 엄청난 신성한 것이라고 다짐하고 실천하는 것 말고는 다른 방법이 없습니다. 다만 이런 초심과 꾸준함을 잡아 주는 것이 마음을 내는 아침 기도입니다. 오늘도 나는 매일 아침 기도로 다시 흐트러지려는 마음을 초심으로 잡아 바른 행동을 하여 바른 습관을 매일 이어 나가 봅니다.

66

바른 습관은 바른 관찰에서 시작된다

99

*65*mm 성장 소나무 🌲

바른 정진: 꾸준함

우리가 살아오면서 의미를 부여하는 여러 가지 가치가 있는데 그중 가장 빛나는 가치를 저는 단연코 '꾸준함'이라고 생각합니다. 어떤 도덕적, 윤리적, 종교적, 과학적 가치라고 하더라도 시간적으로 오랫동안 못하면 빛이 바랠 수밖에 없습니다. 나를 위해서든 남을 위해서든 세상을 위해서든 어떤 무언가를 하기로 마음먹었을 때 얼마나 오래 할 수 있냐가 가장 어렵고, 가장 어렵기 때문에 가장 빛이 날 수밖에 없습니다. 식당 하나를 개업해서 키우기도 쉽지 않지만, 같은 규모를 수십 년 동안 유지하는 게 더 어렵습니다. 가정을 꾸리던, 일을 목표를 위해 꾸준히 하던, 회사를 유지하던, 지역을 유지하던, 나라를 유지하던, 깨끗한 지구를 유지하던 꾸준히 유지 관리하는 것이 가장 힘든 일이고 우리가 가장 필요로 한 가치가 아닐까 합니다. 이런 꾸준함이 쉽지 않은 이유는 나의 욕망을 다스리기가 어렵고, 감정을 다스리기가 어렵고, 생각을 다스리기가 어려워서 그렇습니다. 좋은 뜻으로 봉사를 시작하더라도 감정에 치우쳐 처음에는 다 자기 것을 내어 줄 것처럼 하다가 뜻대로 잘 안되면 화를 내고 내가 왜 이 사람들을 도와줘야 하느냐고 자기합리화를 해 버리게 되어 쉽게 중도 포기를 합니다. 그러면 어떻게 꾸준함을 잘 유지를 할 수 있을까요?

첫째, 욕심을 내지 않아야 합니다. 욕심을 내면 자기가 하루에 쓸 수 있는 에너지를 과소비하므로 다음에 쓸 에너지가 부족해져 감정에 휩싸이기 쉽습니다. 할 수 있는 만큼만 합니다. 둘째, 감정에 빠지지 않아야 합니다. 일이 잘되면 기뻐하고 잘 안 풀리면 슬퍼하고 짜증 내면 감정의 기복으로 어떤 것을 꾸준히 하기가 어렵습니다. 그래서 일이 잘되면 즐거움을 자제하고, 일이 잘 안되면 내가 괴로워하려 하는구나라고 괴로움에 빠지지 않게 알아차림을 계속 유지해 봅니다. 셋째, 생각에 빠지지 않습니다. 너무 과도하게 몰입하게 되면 다음 날 쓸 에너지가 줄어들어 무기력해지기 쉽습니다. 넷째, 적정점을 찾아 균형을 잘 맞춥니다. 이렇게 욕심과 감정과 생각을 다스려 전체적인 에너지 사용량을 잘 관리해야 합니다. 거문고의 줄이 너무 느슨하면 소리가 안 나고, 너무 조이면 소리가 울림이 없습니다. 적절하게 조아야 울림이 생겨 연주하면서 현을 적정하게 죄듯이 꾸준함을 유지하기 위해서 과하지도 않은 느슨하지도 않은 약간의 긴장이 생길 정도로 해야 마음에 울림이 생겨 오래 하기 좋습니다. 다섯째, 알아차림으로 스스로를 매일 점검합니다. 혹시라도 못하는 날이 있으면 다시 하고 참회하여 그날 왜 못하게 되었는지를 점검 반성해서 다시 시작합니다. 여섯째, 매일 아침 꾸준함을 유지하기 위해 발심을 하도록 아침 기도로 하루를 시작합니다. 어떤 무언가의 변화의 핵심은 하기로 한 마음을 낸 것을 매일 하는 것이므로 아침기도로 매일 마음을 냅니다. 일곱 번째, 하기 싫지만 옳은 것이라고 생각하는 것을 해 봅니다. 담배를 꾸준히 피우게 되면 중독이 되고 담배를 매일 피지 않는 것이 끊는 것이 됩니다. 하고 싶은데 꾸준히 하는 것은 중독으로 빠지고 부정적 변화를 가져와 몸을 망치지만, 하기 싫지만 매일 꾸준히 하게 되면 자기의 긍정적 변화를 가져옵니다.

어떤 하기 싫은 간절한 목표를 세워 꾸준하게 하면 나의 변화를 가져오고 나아가 타인의 변화에 영향을 미치고 세상의 변화에 영향을 미칠 수 있습니다. 부처님이 열반하시기 직전에 하신 말씀을 오늘도 새겨 봅니다.

"나는 지난 50여 년간 하루도 쉬지 않고 정진했느니라. 이 세상은 덧없다. 게으르지 말고 부지런히 수행 정진하라. 낙숫물이 바위를 뚫듯이!"

" 꾸준한 바른 정진은 세상의 변화를 가져온다 "

66mm 성장 소나무 🌲

141

편안함

우리는 살아가면서 편안함을 점점 더 추구합니다. 기업들도 편안함, 편안케 하는 제품에 대한 광고를 많이 하고 소비자들도 불편한 것보다 좀 더 편한 것, 편안한 것에 눈길이 더 가게 되고 그런 것을 선택해서 소비하는 경향이 많습니다. 그런데 과연 우리가 편안함을 오랫동안 추구해서 편안해졌을까요? 우리는 여기에서 혼동하고 있고 착각하는 것이 있습니다. 마음이 편안해야 하는데 몸이 편안해지려고 하고 있다는 것입니다. 그리고 몸이 편안하면 마음이 편안해진다고 착각합니다. 몸이 편안하다는 것은 몸의 기능을 점점 더 잃어간다는 뜻임을 알아야 합니다. 기업들은 소비자들이 다리가 편안해지길 바라는 것을 간파하고 차를 개발했고, 소비자는 다리를 편안하게 하려고 차를 타고 다니면서 다리의 기능을 스스로 점점 줄이고 있습니다. 또 기업은 좀 더 편안한 몸을 위해 편안한 소파를 개발했고, 우리는 몸을 편안하게 하기 위해 소파에서 앉아서 생활을 많이 하다 보니 곧추세우는 허리의 기능을 점점 줄이고 있습니다. 또 우리는 설거지, 빨래, 청소를 대신해서 식기세척기, 세탁기, 청소기를 사서 직접 할 수 있는 팔의 수고로움을 덜어 팔의 기능을 점점 줄이고 있습니다. 스마트폰을 사용하다 보니 기억할 것들을 대신 핸드폰에 기록하고, 기록이 기억을 대신해서 기억의 뇌 기능을 스스로 줄이고 있고, 핸드폰이 길을 찾는 기능을 대신해서 네비게이션이 알아서 길을 찾아 주니 방향감각 기능을 스스로 줄이고 있고, 폰이 알람 기능을 대신해주다 보니 알아차림이 떨어지게 됩니다. 즉 스마트폰이 우리 뇌의 기능을 대체해서 우리는 스스로 뇌 기능을 점점 잃어가고 있습니다. 심지어 AI, Chat GPT가 나와서 우리의 뇌를 더 많이 대체해가고 있습니다. 이렇게 편안함을 추구해서 동물의 영장류인 인간이 팔과 다리의 기능을 잃어가고 있고, 심지어 가장 똑똑하다는 영장류가 뇌 기능을 쓰지 않아서 건망증, 치매, 방향치, 자각치 등 점점 뇌 기능도 잃어가고 있습니다. 또한, 혀의 편안함을 위해 제3세계 사람이 기아로 굶어 죽는 것은 생각하지 않고 나의 미각의 쾌락을 즐기기 위해 맛있는 것을 너무 많이 먹다 보니 팔다리는 얇아지고 배만 나오게 되는 비만으로 살아가는 사람이 점점 늘어나고 있습니다. 그런데 세계는 스마트폰으로 실시간 연결이 되어 인터넷, 스마트폰이 없었던 세상에 비해 너무 많은 비교 대상이 생기고 각종 SNS나 앱에서 서로 잘난 자기의 모습 올리니 비교는 극과 극으로 나누어지게 됩니다. 그래서 마음이 바라는 기대치는 이미 세계적 기대치로 올라가게 되었습니다. 우리 소비자는 편안함을 추구해 왔고, 기업들은 이것을 간파하고 편안함을 만끽하도록 많은 것을 생산해 왔고 그것을 소비하면서 우리는 팔다리 기능을 잃어 가고 몸은 비대해지고 뇌의 기능은 잃어가는데 마음의 욕구는 세계적 기대치를 바라보니 편안함을 추구한 장기적 결과가 불편함 불안함으로 되게 되었으나 이런 사실을 망각하고 여전히 편안함을 추구하고 있습니다. 즉 마음은 굴뚝같은데 머리와 몸은 따라 주지 못하는 식물인간 같은 비참한 삶을 살아가고 있는데 더 비참한 것은 이러한 전체적인 결과가 내 스스로 한 것임을 모른다는 것입니다. 우리는 몸의 편안함을 추구하면 이런 어리석은 결과가 나온다는 사실을 알고 마음의 편안함을 추구하는 지혜로운 삶을 살아야 합니다.

그러면 어떻게 해야 마음의 편안함을 얻을 수 있을까요? 첫째, 몸보다 마음의 기대치가 많이 올라간 상황이라 몸과 머리를 많이 써야 합니다. 차 대신 두 다리로 걸어서 출근하고, 청소나 설거지, 운동 등으로 땀을 내어 나의 팔을 많이 쓰고 스마트폰을 최소한의 기능으로 나의 기억 기능과 자각 기능의 뇌를 더 많이 써서 팔다리와 기억 머리를 더 많이 사용해 봅니다. 둘째, 몸이 따라 주지 않음을 알아차려 마음의 기대치를 내려봅니다. 셋째, 명상을 매일 아침 시간이나 저녁 시간에 하여서 마음의 편안함을 연습해 봅니다. 넷째, 일상생활에서 시간과 공간에 제약을 느껴 불안함을 스스로 일으키지 않도록 주어진 시간과 공간 안에서 나름의 여유를 발견해 봅니다. 이렇게 마음은 편안함을 연습하고 몸은 부지런히 써서 몸을 사용해야 마음이 좀 더 편안해지는 지혜를 배워 봅니다. 오늘도 아침에 등산과 명상으로 몸은 움직이고 마음은 편안하게 하는 동물 영장류인 움직이는 인간의 제대로 된 편안한 삶을 살아 봅니다.

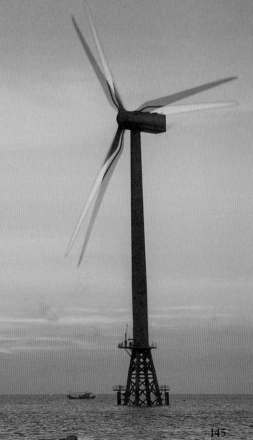

편안함은 몸이 아니라 맘으로 누리는 것이다

*67*mm 성장 소나무

감사함

우리는 살아가면서 감사함을 느끼는 것이 부족할 때가 많고 바깥으로는 말로는 고맙다고 하면서도 내가 왜 굳이 감사해야 하느냐고 속으로 생각할 때가 있습니다. 이런 감사함이 왜 잘 느껴지지 않는 것일까요? 그것은 일어나는 현상을 바라볼 때 부정적으로 바라보기 때문입니다. 우리는 살아가면서 여러 가지 일을 크건 작건 겪게 되고 하루에도 수십 번, 수백 번의 찰나의 일들이 생길 수 있습니다. 심지어 도토리 쳇바퀴 도는 삶이라도 일어나고 먹고 자는 기본 생활의 일은 하게 됩니다. 이럴 때 내가 어디를 어떻게 바라보느냐에 따라 그 일을 문제 삼을 수도 있고, 그 일을 감사하게 생각할 수도 있습니다. 내가 어떤 일을 문제로 삼으면 먼저 내 마음이 불편해집니다. 그러면 답답하고 짜증이 나고 심지어 위축되거나 미워지거나 화가 나거나 원망이 생기면서 상대방은 둘째치고라도 내가 괴로워집니다. 그래서 괴로운 마음을 달래려고 술을 마시고 또 다른 즐거움에 빠지다 원하는 대로 안 되면 몸을 다치거나 정신적으로 더 큰 괴로움에 시달리게 됩니다. 결국 문제 삼게 되면 결과적으로 나의 몸과 마음이 나빠지게 됩니다.

그러면 어떤 상황을 부정적으로 보는 것이 아니라 긍정적으로 보면 어떨까요? 어떤 상황을 한 생각 돌이켜 문제로 삼지 않고 좀 더 크게 바라보면 비교를 적은 숫자의 더 좋은 것과 비교했다는 사실을 알아차리고, 많은 숫자의 더 나쁜 상황과 비교를 하면 나의 상황이 그리 나쁜 것이 아니라고 생각하게 되고 그러면 이 정도면 괜찮은 거구나 하고 받아들이게 되면 내 마음이 편해집니다. 즉 나쁜 비교를 해서 생긴 시비를 한 내 마음을 보게 되면 '내가 왜 불편하게 생각하고 있었지?'하고 나를 되돌아볼 수 있게 됩니다. 내가 불편하다는 것은 나에게 무언가로 에너지가 줄어들고 있어 방어하여 나를 보호하려 하기 때문임을 알아야 합니다. 이럴 때는 새는 에너지를 막으려고 쉬고 자고 적당히 먹으면서 규칙적인 생활을 하면 좀 더 편안해지고 생각이 넓어져서 비교하더라도 좋은 비교를 하게 되어 감사함을 느낄 수 있는 기회가 열리게 됩니다.

감사함은 '현재에 처한 상황에서 긍정성을 찾고 현재의 소중함을 깨닫는 지혜가 열릴 때 우러나오는 편안해지는 마음'입니다. 다친 한 다리를 잡고 문제로 삼는 것이 아니라 안 다친 한 다리가 아직 있다는 긍정성을 찾으면 다리의 소중함을 깨닫고 감사함을 느껴 편안해질 수가 있습니다.

내가 한 생각 잘못해서 어리석음에 빠지게 되면 꼭 무언가 잃어야 그제야 그것이 나에게 소중했다는 것을 나중에 알게 되고 그것이 참 감사한 존재였다고 때늦은 후회를 해도 소용이 없습니다. 소중한 것을 잃기 전에 이미 나에게 온 인연이 다 소중하고 가장 소중한 것은 바로 나 자신임을 알고, 문제의식을 가지고 있는 내가 살아 있기 때문에 생각도 할 수 있다는 마음으로 현재 살아 있음에 감사하고 나와 연결된 모든 것에 감사할 줄 알게 되면 내가 숨 쉬는 공기, 내가 마시는 물, 내가 먹을 수 있는 음식, 나의 주위 사람들이 소중하게 느껴집니다.

나는 나 혼자서도 살 수 있는 개별적 존재가 아니라 공기만 없어지더라도, 물만 없어지더라도, 음식이 없어지더라도, 주위 사람들이 없어지더라도 햇빛이 없어지더라도 살 수 없는 기체, 액체, 고체, 사람, 파동으로 모두 연결된 시공간적으로 '연관된 존재'임을 깨달아 봅니다. 이 세상에 벌이 없어지면 식물이 수정을 못 해 농산물이 없어져 몇 년 안에 사람이 죽게 되고, 미미한 세균이 없어지면 분해를 못 해 분해된 것으로부터 다시 생산할 수 없어 우리는 모두 죽게 됩니다. 이 세상은 적과 나로 구분 지어지는 것이 아니라 모두 연결되어 한 종류의 존재라도 없어지면 내가 살 수 없다는 것을 깨닫게 되면 감사함은 저절로 일어나고 현재에 숨 쉬며 사는 나와 주위의 연결된 모든 것이 소중하게 느껴질 수밖에 없습니다. 오늘도 나는 눈을 떠서 죽지 않고 살아 있어서 일어날 수 있음에 감사하고,

기체인 공기와 연결되어 숨을 쉬고, 액체인 물과 연결되어 아침에 물을 마시고, 고체인 음식과 연결되어 고체 에너지를 충전하고 오늘도 어김없이 떠오르는 태양 빛을 받아 파동으로 연결되어 결국 모든 형태의 에너지를 충전할 수 있어 내가 나라는 존재로 감각, 생각과 동작을 할 수 있음을 깨닫고, 오늘 인연으로 만날 소중한 사람들에게 감사한 마음으로 다가가 봅니다.

> **감사함은 나로부터 인연이 떠나가기 전에
> 연결의 소중함을 미리 아는 지혜이다**

68mm 성장 소나무 🌲

이어짐

"세계는 그리고 우리는 모두 이어져 있습니다. 우리는 모두 하나입니다!"라는 말은 종종 많이 들어왔을 겁니다. 그런데 그냥 세계인이 지구촌이라는 곳에 하나로 묶여 있다는 좋은 미사여구를 붙인 것 같고 공익차원에서 좋게 보이기 위한 것 같지만 눈으로는 개별적 존재로 보이기 때문에 사실 피부로 잘 와닿지 않을 수 있습니다. 그러면 우리는 눈에 보이는 것처럼 개별적 존재일까요? 아니면 정말로 이어진 연결된 존재일까요? 식물도, 동물도, 인간도 모두 따로 떨어져 있는 개별적 존재로 인식이 되어 왔습니다. 그래서 더욱더 나와 남으로 구분하고 서로 경쟁을 벌여서 남이 차지하면 내가 뺏기니, 내가 더 선두를 차지하고 1위를 차지하려고 남을 짓밟아야 내가 올라설 수 있다는 세상은 제로섬게임으로 인식되어 왔던 것이 사실입니다.

이런 개별적 존재로 인식되어 온 것이 정말로 사실일까요? 그렇게 인식되어 왔지만 진실은 우리는 모두 이어진 연결된 그리고 연관된 존재입니다. 인간은 숨을 못 쉬고, 물을 못 마시고, 땅을 딛고 서지 못하고 고체인 음식을 먹지 못하고, 햇빛을 보지 못하면 다 죽게 됩니다. 즉 사람은 기체, 액체, 고체, 파동에 연결이 되어 있고 어느 하나라도 없어지면 죽게 됩니다. 또한 사람은 움직이는 고체인 사람과도 같이 연결되어 있습니다. 이렇게 전 세계 사람들은 숨쉬는 공기(기체)로도, 바다와 강(액체)으로도, 또 땅(고체)으로도, 그리고 햇빛(파장)으로 태양과도 연결되어 있습니다. 눈에 보이는 인식되는 땅은 섬으로도 떨어져 있고 국가적 경계로도 개별적으로 떨어져 있지만 사회적 약속으로 인위적으로 땅을 구분한 것이지, 하나의 미네랄 고체인 땅으로 모두 연결되어 있는 하나의 땅이며 단지 호수와 강과 바다로 인해 하나인 땅이 가려져 나뉘어져 보일 뿐입니다. 전체

공기도 하나이며, 순환되고 있는 물도 하나이고 땅도 하나이고 해도 하나입니다. 이렇게 사람들은 기체, 액체, 고체, 파동이 있는 한 공간에 그저 공간적으로 이어져 있습니다.

그러면 시간적으로는 사람들이 이어져 있지 않을까요? 정말로 조상도 개별적으로 태어났을까요? 한국에 있는 각자 다른 성씨의 조상은 결국 우리나라 시조인 단군왕검으로 알려져 있고 각자 다른 나라의 시조도 있을 것입니다. 각 다른 나라의 시조도 또 유전자 분석으로 뿌리를 찾아 거슬러 올라간다면 하나의 뿌리일 겁니다. 단지 하나의 뿌리의 씨앗인 시조들이 공간적으로 움직여서 각자 지리적으로 다른 곳에서 둥지를 틀어 자손을 낳아 사는 사람들의 모임이 언어적으로 다르게 쓰고, 살고 있는 위치에 따른 햇빛의 조사량이 달라 피부색이 달라진 것뿐이지, 우리 인류 조상의 뿌리는 하나라는 것입니다. 즉 인류는 조상으로부터 시간적으로 이어져 있습니다. 그런데 인간의 착각으로 피부색이 다르다고, 언어가 다르다고, 사는 곳이 다르다고, 서로 다른 남으로 규정하고 서로 경쟁하고 있는데, 어떻게 보면 아주 먼 친척들과 피를 흘리는 전쟁을 하는, 자기 뿌리의 일부를 해하는 어리석은 일을 하고 있는 것입니다.

이렇게 우리 사람들은 시간적, 공간적으로 모두 이어져 있습니다. 그런데 피부 색깔이 다르다고, 언어가 다르다고, 따로 각자의 생각과 각자의 몸으로 움직인다고, 인간은 개별적 존재로 잘못 생각해 왔다는 것입니다. 마치 거대한 뿌리로 되어 있는 하나의 큰 나무가 바다에 잠겨 무성한 잎들만 바깥으로 보이는 것을 마치 개별적 잎들로 따로 존재한다고 착각하는 것과 마찬가지입니다.

"세계는 그리고 우리는 모두 이어져 있습니다. 우리는 모두 실로 하나입니다!"

또 공기도, 물도, 땅도, 해도, 우리 사람도 모두 하나입니다.

이렇게 모두 하나로 이어진 사람들은 마치 눈에 보이지 않은 실로 이어진 것과 다름이 없는데, 이어진 방향이 '주는 이어짐'으로 되어야 자유롭게 되고 '받는 이어짐'으로 되면 속박받게 됩니다. 도움을 받게 되어 '받는 이어짐'으로 이어지면 빚을 갚아야 하는 부담이 '얽매임'으로 나타나기 때문에 이어진 연결된 사람들로부터 얽매어지고 싶지 않다면 내가 상대방에게 도움을 주는, 나로부터의 '주는 이어짐'으로 다른 사람과 연결을 하는 것이 내가 앞으로 속박을 받지 않는 진정한 자유를 누리는 지혜로운 선택일 것입니다.

오늘도 나는 매일 아침 '우리 모두는 하나입니다'라는 기도문으로 기도하고, '주는 이어짐'인 선행으로 하루를 시작해 봅니다.

연결로 이어진 우리는 실로 하나이다

*69*mm 성장 소나무 🌲

믿음

우리는 살면서 어떤 사람이나 신을 믿고 사는 경우가 많습니다. 수천 년 동안 인간이 믿어 왔던 이 믿음이란 과연 어떤 걸까요? 이어짐이 연결이라면 믿음은 공고한 연결인 묶음을 말합니다. 사람과 사람 사이의 이어짐이 하나의 줄로 연결이 되는 것이라면 사람과 사람 사이의 믿음은 그 줄로 고리를 만들어 더 단단히 밴드로 묶은 것입니다. 관계가 깊다는 것은 연결된 이어진 거리가 짧다는 것이고, 믿음이 깊다는 것은 연결된 밴드의 굵기가 굵다는 것입니다. 관계가 깊고 믿음도 깊으면 굵은 밧줄로 서로의 거리가 짧아지도록 묶어 놓은 것이라 할 수 있겠습니다. 인간관계의 차이가 사람 사이를 줄로 연결한 거리의 차이라면, 신뢰 관계의 차이는 신뢰가 형성된 사람들끼리 밴드로 묶은 줄의 굵기 차이라고 할 수 있습니다. 그래서 부부처럼 아무리 서로 가까운 사이라 하더라도 실로 연결된 것이라 실을 끊으면 바로 남이 되어 버리지만, 부모와 자식은 믿음으로 된 연결 고리로 되어 있어 밧줄로 밴드처럼 묶여 있으니 쉽게 끊어지지 않습니다. 그래서 사람과 사람 사이의 관계를 놓치고 싶지 않다면 가까워지려고 여러 가지 노력하는 것도 좋지만 줄로만 연결하려고 하기보다 관계에 대해 공고한 연결을 하기 위해 자기가 그 밴드에 들어가서 상대방을 믿어 버리면 되는 것입니다.

이렇게 관계가 깊어지면 연결이 된 줄이 짧아져서 서로 가까워지고, 그러면 나중에 믿음이 생기기 쉬워지고 믿음이 생기게 되면 서로에게 밴드가 형성됩니다. 이렇게 한 사람이 다른 사람과 연결이 되어 줄이 짧아지게 관계를 깊게 하고 밴드를 형성하고, 또 다른 사람과 줄로 연결이 되어 짧게 해서 같은 밴드에 묶여지고, 이런 식으로 믿음이라는 밴드에 사람들이 묶이면 그것이 어떤 하나를 믿는 집단이 됩니다. 이런 믿음의 집단화를 만든 대표적인 것이 종교입니다.

줄로 연결하고 줄을 짧게 만들고 밴드를 만들어 서로 그 안으로 들어가게 되면 처음에는 이 밴드 안에서 의지할 것이 있어서 너무 마음을 편안하게 생각합니다. 좋은 목적의 밴드는 이런 편안한 마음을 계속 가지게 하고 사람끼리의 결속력을 강화하므로 엄청난 힘을 발휘하는 집단이 될 수 있습니다. 그러나 이 밴드를 만든 사람이 실제 딴 마음과 딴생각으로 만들게 되면 밴드 안에 있는 사람들은 나중에 엄청난 배신감을 가지게 될 수 있습니다. 또한 밴드 안에 속한 내가 나중에 딴 마음과 딴생각을 가지게 되면 이 밴드는 의지가 되던 것이 속박으로 바뀌게 됩니다.

이렇게 사람과의 이어짐과 믿음은 내가 어떤 마음을 내냐에 따라 편안함이 될 수도 있고 속박이 될 수도 있으며, 지도자가 어떤 마음을 내냐에 따라 추앙을 받을 수도 있고 배신자가 될 수도 있으므로 우리의 마음을 어떻게 내느냐에 따라 내가 편안할 수도 있고 내가 불편해질 수도 있게 된다는 사실입니다. 그래서 이어짐과 믿음에는 항상 깨어 있음을 유지하여 사람과의 관계에서 순수한 마음으로 다가오는지, 불순한 마음으로 다가오는지에 대한 알아차림을 유지할 필요가 있습니다.

그러나, 지금 사회는 너무나 인간관계에서 믿음보다 의심이 판을 치고 서로를 괴롭히고 있기 때문에, 우리는 사람과의 이어짐과 믿음으로 멀어져 있는 인간관계를 회복하고 결속력을 다져 경쟁사회에서 나보다 남을 살펴 더 가까운 지구촌이 되도록 한다면 살고 있는 터전이 살 만한 곳이 될 것입니다.

오늘도 사람과의 연결과 믿음으로 살 만한 지구촌이 되도록 내가 먼저 남에게 손을 내밀어 손을 잡아 봅니다.

❝
믿음은 서로를 묶는 매듭이다
❞

*70*mm 성장 소나무 🌲

참음

우리가 마음을 열어 사람에게 먼저 다가가는 도움의 손길로 이어짐이 생긴다면 관계 형성이라는 연결이 생기고, 좀 더 공고한 연결이 되기 위해 믿음을 준다면 매듭이라는 결속력이 생기게 됩니다. 이렇게 도움을 주고, 이어짐을 주고, 믿음을 주어 사람 사이에 네트워크가 생겨 좀 더 촘촘한 줄과 매듭으로 서로를 묶게 되면 촘촘하고 강한 그물이 생겨 더 큰 신뢰를 할 수 있는 결속력 있는 사회가 될 수 있습니다. 그러나 환경은 늘 가변적이고 외부에서 풍랑을 만날 수도 있고, 내부에서 올이 풀리는 경우도 생깁니다. 이렇게 매듭으로 묶었지만, 외부에서, 내부에서 일어나는 예상치 못한 일로 힘들어질 수도 있습니다. 이럴 때는 참음이라는 인내가 발휘되어 서로에게 더 큰 믿음으로 버텨야 할 때가 생깁니다. 즉 믿음이 참음을 만들고, 참음으로 믿음이 더욱 강해지게 됩니다.

그러면 더 단단한 사회를 만들기 위해서 필요한 참음이라는 인내는 어떻게 형성할 수 있을까요? 그러기 위해서는 나의 인내가 어떻게 만들어지는지 알 필요가 있습니다. 나의 참을성을 일으키는 호르몬은 GABA라는 호르몬이며 이것은 췌장에서 나옵니다. 췌장은 우리가 먹을 때 먹는 음식을 혈관으로 또 조직으로 영양분으로 바꿔서 공급하는 대사기관입니다. 내가 음식을 규칙적으로 먹으면 췌장이 규칙성을 가지고 일을 하기 때문에 일을 효율적으로 하고, 같은 시간에 자고 같은 시간에 일어나는 규칙적인 수면을 하게 췌장이 회복이 빨라져서 식사와 수면의 규칙성으로 췌장을 건강하게 하여 GABA라는 인내 호르몬이 잘 나와, 살아가면서 생기는 힘든 환경을 잘 인내하면서 버티는 힘이 생깁니다. 그런데 내가 불규칙하게 먹고 불규칙하게 자고 불규칙하게 생활하게 되면 췌장은 쉽게 피로해져서 인내 호르몬이 적게 나오게 되고 그렇게 되면 쉽게 화를 내게 되거나 쉽게 감정에 휩싸여서 더 큰 괴로움을 스스로 맞이하게 되는 경우가 많아집니다.

그런데 한 사람의 불규칙성으로 촘촘한 줄로 이어진 그물에 올이 풀리게 되었을 때 그물의 매듭이 제대로 되어 있지 않다면 그물이 쉽게 풀릴 수 있지만, 믿음이라는 강한 결속력으로 한 올 한 올 강한 매듭으로 묶여 있다면 그물이라는 집단이 영향을 거의 받지 않게 됩니다.

그러나 현대사회에서 먹고 싶을 때 먹고, 자고 싶을 때 자고, 일어나고 싶을 때 일어나고, 놀고 싶을 때 놀고, 쉬고 싶을 때 쉬는 기분에 따라 움직이는 심각한 불규칙한 생활이 결국 서로를 지켜 주지 못하고 인내심을 발휘하지 못하여 서로에게 감정을 만들게 하여 한 집단과 한 사회에 결속력을 해하는 일들이 비일비재해졌습니다. 결국 사람들의 불규칙성과 한 사회의 불규칙성이 집단의 약속과 신뢰를 무너뜨리게 되는 요인이 되고 피해는 고스란히 나와 우리에게 돌아옵니다.

그러면 어떻게 해야 할까요? 먼저 나의 참을성을 키우기 위해 나부터 불규칙한 생활에서 벗어나, 규칙적인 생활을 하기 위해 정해진 시간에 먹고, 정해진 시간에 자고 일어나고, 정해진 시간에 일을 하는 등 규칙성이 몸에 배게 매일 규칙적인 나의 루틴을 만들어 봅니다. 또한 한 집단의 규칙인 약속과 규율을 잘 지켜 내가 스스로 사회의 신뢰를 무너뜨리는 행동을 삼가 봅니다. 이런 자그마한 나의 실천이 집단의 촘촘한 그물망을 만들어 더 큰 결속력을 가진 사회로 나아가게 합니다.

오늘도 나는 정해진 시간에 일어나고 정해진 시간 동안 운동하고 규칙적으로 식사하고 집단의 규율을 지켜, 사회라는 그물망의 한 올의 줄과 매듭이 되어 봅니다.

참음은 믿음에서 나온다

71mm 성장 소나무

지킴

우리가 사람과 이어지고 믿음이 생겨 어떤 집단에 속하게 되면 집단을 유지하기 위한 규율을 잘 지켜야 합니다. 결국 잘 지키려고 하는 이유는 집단을 잘 유지하기 위함이고 결과적으로는 집단에서 내가 보호받고 집단 내에서 남도 좋고 나도 좋은 적정선을 유지하기 위함입니다. 이런 지킴을 규칙, 규율, 법 등으로 표현이 되고 대부분 최소 남에게 피해를 주지 않는 선을 이야기합니다. 남에게 피해를 주지 않는다는 것은 물질적, 생명적, 육체적, 정신적, 성적으로 피해를 주지 않는다는 것입니다. 즉, 주지 않은 남의 것을 뺏지 않고, 남을 죽이지 않고, 남을 다치지 않게 하고, 남을 말로써 정신적으로 괴롭히지 않고, 남을 성적으로 괴롭히지 않아야 합니다. 그런데 문제는 남을 너무 의식해서 모든 것을 지키려고 하면 스스로 속박이 되고, 남을 너무 의식하지 않고 이런 것을 어떻게 다 지키고 사느냐고 하면 남들에게 피해를 줄 수 있으니, 비난받게 됩니다. 즉 너무 남들의 눈치를 보면 내가 괴롭고, 너무 남들의 눈치를 안 보면 상대방이 괴로워져서 결국 비난의 화살이 나에게 와서 내가 괴로워지게 됩니다. 결국 지킴의 선을 너무 지키려 해도 덜 지키려 해도 내가 괴로워집니다. 그러면 어떻게 해야 지킴의 선도 적절하게 지키고 나도 괴롭지 않을 수 있을까요? 남이 나이고 우리가 나라는 생각을 하면 됩니다. 남이 다치면 내가 다치는 것이고, 남이 행복하면 내가 행복해질 수 있다는 우리는 하나라는 생각을 하는 것입니다. 우리 인간은 모두 하나로 기체(공기), 액체(물), 고체(음식, 사람), 파동(햇빛)으로 연결이 되어 있습니다. 그래서 나의 행동이 상대방에게 영향을 미칩니다. 우리는 개별적 존재가 아니라 연관된 존재여서 서로에게 영향을 미치므로 우리는 하나로 연결된 존재임을 알아야 합니다. 즉 내가 나랄 것이 없고 하나로 긴밀하게 유기적으로 연결된 큰 유기체임을 알게 되면, 지키는 게 나에게도 남에게도 좋은 줄 알아 지킬 게 없어짐을 알게 됩니다. 지키는 선을 너무 지키려고 하거나 덜 지키려고 하는 생각 자체가 나와 남이 분리된 개별적 존재라는 발상에서 온 것이라 결과적으로는 내가 괴로워질 수밖에 없습니다. 그런데 기체(공기), 액체(물), 고체(음식, 사람), 파동(햇빛)으로 유기적으로 연결된 하나의 연관된 존재임을 알게 되면 지킴은 나를 위한 것이고 우리를 위한 것임을 알기에 지킬 게 없음을 알게 되고 지킴에 괴로움이 사라집니다. 남이 나라고, 우리가 나라고 억지로 머리로만 괴롭게 생각하는 것이 아니라, 실제 우리는 이인삼각의 연결처럼 모두 다 연결되어 있어 내가 넘어지지 않으려면 상대방과 줄을 잘 맞추어 합이 맞아야 하므로, 이렇게 상대방이 곧 나와 연결되어 같이 조금씩 한 발 한 발 나아가는 것에 굳이 지킬 것이 없음의 도리를 알게 되면 내 안에 괴로움이 사라집니다. 우리가 개별적 존재라고 하는 착각 속에 사는, 진실에 대한 인간의 무지로 괴로운 것이라 진실을 깨치면 지킬 것이 없이 행복할 수 있음을 깨닫습니다. 오늘도 우리는 하나라는 기도문으로 지킴이 없는 지킴을 행해 봅니다.

> ## 지킴은 우리를 서로 보호하는 것이다
>
> *72*mm 성장 소나무 🌲

베풂

'남에게 베풀고 살아라'라는 옛 현인들의 말씀을 듣고 사는 옛 날 세대에서 '남에게 피해는 주지 말고 살아라'라는 과거 세대에서, 이제는 '남에게 속지 말고 살아라'라는 현대 세대, 그리고 '남을 최대한 이용하며 살아라'라는 최근 세대부터 '남 신경 쓰지 말고 내가 즐겁게 살아라'라는 젊은 세대까지 등장해서 점점 베풂은 현세대에서는 맞지 않고, 하게 되면 바보 같다는 생각이 많이 팽배해졌습니다. 정말로 베풂은 바보 같은 일일까요?

우리가 살면서 남들로부터 이용당하거나 마음의 상처를 받게 되면, 남과 연결이 안 되고 점점 개인적으로 따로 살게 되면서 시간이 흐를수록 마음이 점점 어두워지고 나를 보호하려는 심리는 커지고, 다른 사람들의 시선을 피하게 되고 행동반경이 줄어들고 점점 집 밖을 나가기 힘들어지고 정신적으로 힘들어해서 결국은 식물처럼 집에서만 지내게 되어 식물의 삶을 사는 경우가 의외로 많아집니다.

그런데 마음의 용기를 내어 남과 연결이 되어 그 이어짐에서 점차 믿음이 생기면 마음에서 밝음이 생기고 그런 연결된 집단에서 참을성을 기르고 잘 따르게 되면서 내가 성장을 하게 되면, 내가 상대방과 이어짐에서 믿음이 생겨 마음이 안정이 되었듯이 다른 사람에게도 주는 이어짐인 '베풂'을 실천하게 됩니다. 이렇게 우리는 이어짐과, 믿음에서 참음과 지킴을 배우고 나아가 다시 또 다른 이들에게 손을 내미는 베풂으로 연결이 되어 점차 사람들과의 연결과 결속력이 향상되면서 나도 좋아지고 남도 좋아지는 둘 다 마음이 밝아지는 지혜로운 삶을 살게 됩니다.

남을 도와주는 삶은 결국 내가 남에게 잘 쓰이는 것이고 내가 다른 사람들에게 나의 물질적, 정신적, 시간적 여유를 선사를 하는 것이라 내가 보람을 느끼게 되고 내가 좀 더 마음의 여유를 가지고 마음의 안정을 찾아 편안해지는 지름길이 됩니다. 결국 베풂으로 나는 마음의 안정을 찾아서 좋고, 남은 물질적, 정신적, 시간적 도움을 받아서 좋기 때문에 서로 연결도 되고 마음이 밝아지고 서로 좋아지는 지혜로움을 익히게 되는 것입니다.

사람은 여유만 되면 자기 원하는 대로 살려는 경향이 있습니다. 돈이 없거나 힘이 없어서 어쩔 수 없이 자기 좋아하는 것을 못 하고, 싫지만 남을 위해 종사하는 삶을 사는 경우가 많습니다. 그러나 이런 삶은 결국 욕구를 따르는 삶이고 욕구대로 살면 혹시라도 돈이나 힘이 생기게 되었을 때 욕구가 욕심이 되고 탐욕이 되어서 자기 원하는 대로 소비하고 과욕으로 결국 더 큰 감각의 쾌락을 누리다, 남에게 피해를 주고 법을 어겨서 인생의 나락으로 떨어지는 것을 언론에서 많이 접해왔습니다. 차라리 돈이 없고 힘이 없으니, 욕심을 부리는 데 한계가 있어 인생의 나락으로 떨어지는 것은 최소한 막을 수 있는데, 그런 것도 모르고 욕구대로 펼치는 삶을 부러워하고 살고 있습니다.

이렇게 욕구대로 따르는 삶을 살아서 괴로움을 자초하는 것이 아니라, 욕구를 알아차리고 절제하고 절제하면서 생긴 물질적, 정신적 여유를 또 다른 나인 다른 사람들에게 베풀고 살면, 나는 욕심을 내지 않아 미리 생길 화를 막고 잘 쓰여 보람을 느끼고 자존감이 올라가고 남에게는 도움이 되어 나도 좋고 남도 좋은 서로가 행복한 삶을 살 수 있음을 깨닫습니다.

진정한 베풂이란 베풀었다는 생각을 내려놓고 나에게 잠시 머물다 다른 이에게 간다고 생각하는 것입니다. 베풀었다고 생각하는 순간 나에게 돌아오지 않으면 또 다른 괴로움에 휩싸입니다. 오늘도 나는 내 것이랄 게 없음을 알아차려 나에게 잠시 머물다 필요한 사람에게 가는 소소한 베푸는 삶을 실천해서 나와 남이 서로 이어지도록 먼저 주는 이어짐인 '베풂 없는 베풂'으로 실천해 봅니다.

베풂은 남과의 선의적 연결시도이다

73 mm 성장 소나무

맑음

우리는 무언가 남에게 베푸는 선행을 하고 나면, 조금 흐트러졌던 마음이 맑아집니다. 이런 맑음은 더욱 나를 청정하게 만들어 거짓말을 못하고, 나쁜 행동을 하지 않게 하고 남에게 도움이 되는 사람이 되도록 만드는 선순환이 되도록 하게 합니다. 이렇게 좀 더 나은 사람이 되려면 몸도 맑음이 필요하고 마음도 맑음이 필요합니다.

그럼, 먼저 어떻게 맑은 우리 몸이 혼탁하게 오염이 되게 될까요? 우리 입에 들어가는 음식에 분해되는 성분도 있고 분해되지 않는 성분도 있습니다. 분해가 되는 성분은 자연에서 주로 온 것이며, 분해가 되지 않는 것은 인공으로 만든 것입니다. 자연에서 온 것 중 분해가 쉽게 되는 것은 주로 식물입니다. 그래서 채소를 먹고 나면 금방 소화가 됩니다. 분해가 늦게 되는 것은 주로 동물입니다. 그래서 고기를 먹고 나면 포만감이 오래가고 속이 더부룩할 때도 많습니다. 그럼 인공으로 만든 것은 무엇을 얘기할까요? 우리가 음식을 좀 더 오랫동안 보존해서 유통하기 위해 만든 보존제, 맛을 좀 더 내기 위한 인공감미료, 색을 예쁘게 내기 위한 착색제, 바삭거리는 소리를 내기 위한 경화제, 향을 좀 더 좋게 하기 위한 착향제, 기름과 잘 섞이게 하는 유화제 등 각종 식품첨가제가 인간이 실험실에서 합성한 것입니다. 인공으로 만든 것은 분해되지 않습니다. 분해가 된다고 하더라도 몇백 년이 걸립니다. 즉 식품첨가제는 우리 몸에 분해가 되지 않고 찌꺼기로 남게 된다는 것입니다. 우리 몸은 이런 해로운 찌꺼기 성분을 먹으면 장 알레르기 반응인 구토, 설사나, 피부나 호흡기 알레르기 반응 등 알레르기 반응으로 유해함을 알립니다. 그러나 너무 적은 초미세 찌꺼기는 알아차릴 정도로 신호가 오지 않고 이미 그 음식에 중독이 될 정도 되었을 때 오기도 하고, 신호가 오더라도 약으로 신호를 차단하여 계속 찌꺼기가 든 음식을 먹게 됩니다. 우리 몸은 분해되지 않는 성분은 혈관으로 들어가지 않고 림프로 내보내는데, 잘 때 림프를 씻어서 움직일 때 땀으로 배출하면 몸 밖으로 나가게 되는 자체 정화 시스템이 있습니다. 그런데 우리가 잠을 늦게 자고 운동으로 땀을 내지 않는데 입으로는 가공 첨가제가 맛있는 가공식품과 함께 들어가면 림프에서 씻기지 않고 땀으로 배출하지 않으니, 우리 몸은 찌꺼기로 차게 되고 그것이 림프를 오염시키고, 조직을 오염시켜 각종 병을 만들게 됩니다. 그래서 음식으로 인해 맑지 못한 몸을 만들어 병을 가지게 됩니다. 심하면 암으로도 되고 통증도 생기고 해서 몸이 괴로워지고 결국 마음이 힘들어지게 됩니다. 이렇게 입으로 들어가는 입력, 청소하는 잠의 과정, 배출하는 땀의 출력에 물질적 불순물이 있으면 몸이 전체적으로 오염이 됩니다.

그러면 어떻게 맑은 우리 마음이 혼탁하게 오염이 될까요? 마음은 정신 작용이며 정신작용은 감각, 욕구, 감정, 생각으로 정신작용을 하게 됩니다. 즉 무언가 보고 바라고 느끼고 생각하는 작용으로 맑아지거나 혼탁해집니다. 좋은 것을 보고 바라고 느끼고 생각하면 들어오는 것이 혼탁한 것이 들어오지 않습니다. 그러나 나쁜 것을 보고 바라고 느끼고 생각하면 마음이 혼탁해집니다. 나쁜 것을 보고 바라고 나쁜 것을 생각하고 나쁜 것을 행동하면 마음이 점점 더 혼탁해집니다. 이렇게 보고 듣는 입력, 생각하는 과정, 행동하는 출력에 정신적 불순물이 있으면 마음도 전체적으로 혼탁해집니다. 이렇게 몸도 마음도 입력, 과정, 출력에 물질적, 정신적 불순물이 많을수록 오염이 일어나고 혼탁해집니다.

그러면 몸과 마음을 어떻게 맑게 할까요? 몸을 청정하게 하기 위해 동물도 사료에 인간이 만든 첨가제로 오염되어 있으므로 채식만을 하고, 밤 10시-새벽 5시의 림프 청소 시간에 자고, 땀으로 배출을 하여 몸을 맑게 하고, 좋은 것을 보고, 좋은 것을 바라고, 좋은 것을 생각하고, 좋은 선행을 하여 정신을 맑게 하게 되면 몸과 마음이 모두 맑아져서 나의 몸과 맘에도 이익이 되고 남에게도 이익이 되는 사람이 될 수 있습니다.

오늘도 채식과 땀과 이른 잠으로 몸을 맑게 하고, 명상으로 머릿속 먼지를 가라앉혀 정신을 맑게 하고, 매일 남에게 잘 쓰이는 선행을 하여 몸과 마음을 청정하게 맑게 해 봅니다.

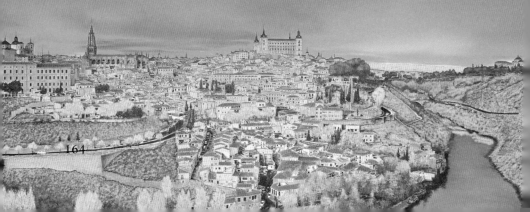

" 맑음은 자연스러움이다 "

74㎜ 성장 소나무

164

채움과 비움

현대사회는 무언가 자기 것으로 채우려는 사람들이 많습니다. 무언가 사야지 마음에 편해지고, 나만의 특별한 것을 더 사고 채우고 세우고 소비하면서 순간적으로 나의 허한 마음을 채우려고 하게 됩니다. 쇼핑하는 그 순간, 신상을 입어보는 순간은 무언가 채워지고, 이성을 새로 만나는 그 순간, 이성과 대화하는 그 순간은 자기의 허한 마음이 채워지는 느낌이 들 수 있습니다. 나의 내면의 허한 마음을 물질로, 다른 애완동물이나, 사람으로 채우려 해도 그 순간은 채워지는 것 같지만 다시 허해지게 됩니다. 이런 텅 빈 마음은 왜 생기고 채우고 싶어 할까요? 눈을 맞추고 대화하는 동안은 연결이 되어 충전되는 듯하다고 헤어지고 나면 다시 외로움이 생겨 즐거움에서 다시 괴로움으로 바뀝니다. 내가 주목받고 싶고 관심 받고 싶은 이 마음이 자연스러움이 아니라 나의 욕심과 의도로써 관심을 받기를 원하다 보니 그만큼 채워지기가 힘들어집니다. 이만큼 관심을 주면 다음에는 더 큰 관심을 바라게 되고 더 큰 관심을 주면 더욱더 큰 관심을 바라다보니 마음 한 켠에 채워지지 않는 텅 빈 마음이 자리잡게 됩니다.

즉 오히려 채우려고 하는 욕심이 마음이 더 큰 빈 공간이 생기게 만드는 것입니다. 그러면 어떻게 해야 이런 마음의 빈 공간이 해결이 될까요?

그것은 마음을 채우려 하지 않고 비우면 됩니다.

즉 채우려는 욕심을 내려놓아 마음을 비우면 기대치가 내려가고 기대치가 내려가면 채워 주어야 한다는 상대방의 부담이 적어지고 그럼 상대방이 좀 더 편안하게 다가갈 수가 있습니다. 그러면 기대를 내려놓은 상태에서 상대방이 다가오니 오히려 비운 마음이 잘 채워질 수 있습니다. 그리고 다시 채워진 마음은 내려가는 것을 알아 스스로 비우면 혼자 있어도 좋고 가끔 같이 있어도 좋아 상대방으로부터 얽매이지 않고 자유로워질 수 있습니다.

내 마음을 다른 사람에게 주려는 마음을 가지면 혼자 있어도 괜찮고 같이 있으면 마음을 주면 되니 둘 다 좋지만, 내 마음을 다른 사람이 채워 주길 바라서 받으려는 마음을 가지면 혼자 있어도 외롭고, 같이 있어도 있을 때만 채워지지 다시 잠시 떨어지면 다시 외로워지니 즐거움과 괴로움의 반복이 되는 괴로운 인생을 살게 됩니다.

이렇게 마음을 주려고 스스로 비우려고 하면 내가 내 인생을 자립적으로 살 수 있지만, 마음을 받으려고 남으로부터 채움을 받으려고 하면 내가 내 인생을 상대방에게 의존하여 살게 되므로 얽매여 살 수밖에 없습니다.

오늘도 나는 주위에 도움을 주려고 내 마음을 비우면, 또 다른 사람이 나를 채워주는 비움이 채움으로 바뀌는 살 만한 인생을 경험합니다.

66
비움은 채움을 위함이다
99

75mm 성장 소나무 🌲

같음과 다름

우리는 살아가면서 동질성을 찾으려고 많이 합니다. 같은 자식, 같은 지역, 같은 성별, 같은 취미, 같은 종교, 같은 민족 등 이런 같음을 찾으려고 하고 같음을 추구하거나 같음이 있는 사람끼리 동질성을 느껴 좀 더 친밀감을 느낍니다. 그러면 왜 이렇게 같음을 갈망하고 추구하려 할까요? 다르다고 생각하면 자기가 위험해질 가능성을 대비해서 교감신경이 작용해서 감각 에너지를 써서 마음에서 경계심을 가져 불안해지고, 같다고 생각하면 자기가 안전할 가능성이 크다고 느껴 부교감 신경이 작용해서 감각 에너지를 덜 써서 마음에서 경계심을 줄여 편한 쪽으로 가게 됩니다. 즉 다름을 느끼면 이질감을 느껴 불안감이 생기고, 같음을 느끼면 동질감을 느껴 안정감이 생기기 때문입니다. 이런 이유로 자꾸 무의식적으로 학교를 묻고, 나이를 묻고 출신을 물어서 같음에 묶이려고 합니다. 그러나 착각은 분류한 묶음이 서로 같다고 생각하는 데서 나옵니다. 그래서 같다고 생각하는 곳에서 스트레스가 나오고, 싸움이 생기고, 배신이 나와 괴로움에 빠지기 쉽습니다. 즉 사람은 같은 사람이 한 사람도 없이 다 다른데 같다고 서로 묶어서 남을 배척하고, 같은 그룹끼리 같다고 생각하여 같은 그룹으로 묶어 놓고는 그룹 안에 있는 사람이 다른 그룹으로 가는 상황이 생기면 '네가 먼저 배신했다'고 하는 등 갈등이 생기게 됩니다. 자기 편리를 위해 스스로 분류화해 놓고는 그 안에 있는 사람이 오고 감은 자유지만 옮기는 것에 대해 저항하면서 스스로 괴로움을 자초합니다.

그러면 어떤 것이 진실이고 어떻게 받아들여야 할까요?

사계절은 늘 비슷하게 변하는 것 같지만 구름이 움직이는 하늘이 인류가 살아오면서 단 한 번도 같은 구름에 같은 하늘이 없었고, 땅에 있는 식물도 단 한 번도 같은 잎의 수와 같은 크기와 같은 형태로 있은 적이 없었고, 사람도 인류가 존재한 이유로 단 한 번도 같은 염기서열을 가진 유전자의 인간이 없었고 지문, 홍채, 얼굴 등 인식되는 부분이 개별적으로 모두 다 다릅니다. 그러면 왜 이렇게 자연과 생명체가 매 순간 일어나는 것이 단 한 가지도 같은 것이 없을까요?

이 모든 세상은 원인이 있고, 그 원인이 움직일 수 있는 조건 배경인 환경이 있고, 원인과 환경이 만나 결과를 만들고 그 결과에 따라 좋거나 나쁜 보상이 따르는 인연과보의 법칙으로 세상은 자연스럽게 시공간에 따라 움직입니다. 시간적으로 다 다르고 공간적으로 다 다르다 보니 원인이 있는 곳이 위치가 다 다르고, 배경이 되는 위치가 다 달라서 결과도 달라질 수밖에 없고 그 결과가 지금 우리가 눈으로 보고 귀로 듣고 인식하는 세상입니다. 시시각각으로 자연에 있는 모든 것이 매번 달라져서 변화하고 있는데 우리는 풍화작용으로 인해 억겁의 세월을 통해 먼지로 변할 돌도, 사는 동안 변하는 게 없다고 보이면 변하지 않는다고 착각하고, 이런 매번 변하는 자연의 변화를 자꾸 인간이 인공적으로 같음으로 분류화해서 편리하게 자연을 보려다가 생긴 인간의 어리석음에서 문제가 생기는 것입니다.

우리는 이런 자연의 변화 속에 모두 다 다르지만 하나로 연결되어 있다는 진실을 알면 위아래가 없고 다르기만 하다는 계급적 차별을 하지 않게 되고, 피부색깔은 피부가 받은 햇빛의 조사량에 따라 달라질 수밖에 없기 때문에 인종차별을 않게 되고, 생각하고 믿는 바가 다 다르기 때문에 종교적 차별을 하지 않게 됩니다. 이렇게 모두가 서로 다 다르고 매 순간 변화하고 있다는 진실을 알면 괴로워질 일이 없는 데 우리 마음을 편하게 하자고 같은 그룹끼리 묶어서 분류화하여 세상을 바라본 것이 결과적으로는 우리 마음을 불편하게 만들게 된 것입니다. 인류를 멀리서 보면 같은 종자에서 나온 인류가 시공간적으로 흩어져 전 세계 인류를 만들었으므로 우리는 하나입니다. 그러나 가까이서 보면 우리는 모두 서로 존중받아야 할 다 다름이 있습니다. 그래서 크게는 하나이고 같음이 있지만 작게는 다 다른 존중을 받아야 할 존재이기 때문에 차별하지 않고 무시하지 않고 존중해 주는 존재로 같이 살아가면 어떨까 합니다. 식물 동물도 이 자연도 연관되어 진화해 온 결과물이므로 하나에서 출발하여 하나이고 같음이 있지만 시공간으로 흩어져 모든 개체는 다 다름으로 표현되어 왔습니다.

오늘도 모든 존재가 다 시공간적으로 연관되어 하나에서 출발했지만, 인연 과보의 자연변화로 인해 다 다름을 알아 각자 소중한 존재로 보는 눈을 길러 봅니다.

"
같음 안에 다름이 있다
76mm 성장 소나무 🌲
"

다짐

우리가 살아가면서 마음을 굳게 먹어서 다짐하는 일들이 있습니다. 하루를 살아가면서 매번 결정해서 하루를 보내게 됩니다. 이런 수많은 결정을 할 때는 마음을 굳게 먹는다는 표현을 잘 쓰지 않습니다. 이렇게 마음을 다짐하는 이런 결심하는 일들은 인생에서 중요한 일을 결정해서 하기로 할 때 나오는 심리 현상입니다. 하루 중 일어나는 상당수의 행동이 무의식 중으로 일어나고 의식을 사용해서 결정하는 것은 그보다 적습니다. 그런데 매 순간 결정을 할 때 고민을 많이 하는 경향을 가진 사람들은 마음을 굳게 먹는 결심을 하는 것을 어려워하는 편이고 조그마한 결정을 스스로 해 보는 경험을 가져본 사람일수록 결심을 잘하는 편입니다. 그러나 결심을 하더라도 실천이 따라 주지 않으면 늘 생각으로만 결심하는 것이라 행동이 나오기도 어렵고 유지하기도 쉽지 않습니다. 그러면 어떻게 해야 어떤 마음을 굳게 먹고 그것을 실천해서 유지할 수 있을까요?

어떤 마음을 먹는다는 것은 새로운 것을 해 보겠다는 새로운 마음을 내는 초발심입니다. 일찍 일어나보겠다, 다이어트를 성공해 보겠다, 영어공부를 해 보겠다, 인생을 잘 살아보겠다, 돈을 얼마를 벌어보겠다는 등 이런 새로운 다짐은 어떤 계기로 마음을 먹게 되는 경우가 많습니다. 누군가 이런 것을 하는 것을 보고 시작하게 되던지, 어떤 책에서 보고 시작하게 되던지, 어떤 것을 듣거나 정보를 접하게 되는 경우에서 생기는 계기가 대부분입니다. 그런데 이렇게 주위의 환경에서 접하게 되어 마음을 먹는 경우는 오래가지 못하는 경우가 많습니다. 스스로 생각한 것이 아니라 보고 듣게 되어 감각을 사용한 것이라 또 다른 좋은 것을 보고 듣게 되면 또 다른 마음이 작용해서 또 다른 것을 시도하게 되어 이것도 해 보고 저것도 해 보다 보니 나중에 자기를 돌아봤을 때 한 가지도 옳게 한 것이 없다고 후회하게 됩니다. 거기에 비해 스스로 생각하게 된 경우는 좀 더 오래갈 수 있습니다. 그리고 자기가 무언가 인생이 잘 안 풀리는 것이 이것 때문이라고 느끼게 되는 경우 마음의 다짐이 훨씬 오래가게 됩니다. 그러면 마음의 다짐이 가장 굳게 되는 경우는 어떤 경우일까요? 바로 크게 눈물을 흘리게 되는 경우입니다. 속에서 우러나오는 눈물로 정말 때늦은 후회를 했지만 다시는 이러지 않으리라 참회의 눈물을 흘리거나, 뼛속 깊이 반성하고 뉘우치게 되면 자기가 가던 인생의 방향이 정말 잘못되었다는 것을 뼈저리게 느끼고 마음을 굳게 먹고 방향을 틀거나, 정반대의 인생을 용기를 내어 다시 시작하게 됩니다. 이런 방향에 대한 자각과 성찰이 있어야지만 일어나는 눈물이라서 그냥 생각으로는 이런 큰마음을 먹는 것이 의도적으로 일어나지는 않습니다. 그래서 감각보다는 생각, 생각보다는 감정, 감정보다는 잘못된 욕구를 스스로 자각하게 되어 큰 성찰을 하여 나의 욕구로 인해 인생이 이 모양이 되었다는 것을 깨닫고, 뜨거운 눈물을 흘리게 되면 마음이 저절로 크게 먹어지게 됩니다.

이렇게 마음을 생각으로 먹는 것이 아니라 속에서 우러나오는 눈물과 함께 다시는 이러지 않으리라는 큰 다짐을 하게 되었을 때 인생의 큰 변화가 시작될 수 있습니다.

평상시 늘 결정을 내가 못하고 남에게 의지했던 결정장애가 있었다면 나중에 수십 년이 지나서 인생을 꼭두각시처럼 사는 남의 인생을 살게 된 것을 나중에 알게 되어 큰 후회를 하기보다 지금 깨어 있어 미리 알아차리고 마음을 다시 먹고, 내가 주인이 되는 얽매이지 않고 자유롭고 행복한 삶을 살아 봅니다. 이런 인생의 큰 변화는 알아차림으로 나의 욕구를 알게 되어 다짐으로 시작이 됩니다. 다짐은 자기를 돌아보려 할 때 나를 스스로 알아차려 마음이 저절로 일어나는 것이므로 조급해하지 않고 마음에 여유를 두어 오늘도 알아차림으로 나를 깨어 있도록 아침에 명상과 기도로 하루를 시작해 봅니다.

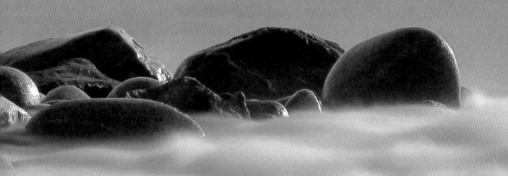

**다짐은
속에서 저절로 일어나는 것이다**

77㎜ 성장 소나무

쓰임

우리는 살면서 무언가를 감지하기 위해 감각을 쓰고, 생각하려고 머리를 쓰고, 동작하려고 팔다리를 씁니다. 그리고 살아가기 위해 돈을 벌려고 직업을 가지고 어딘가에 종사를 하여 나의 감각, 생각, 동작을 써서 누군가를 위해 쓰이고 있습니다. 이런 일을 시키는 사람을 사용자라고 하고, 일을 제공하는 사람을 근로자라고 합니다. 그래서 일을 시키는 주체인 사용자에게 근로자는 자기의 감각과 생각과 동작을 가진 몸을 쓰이고 있는 것입니다. 그러다 보니 "쓰인다"라는 말이 긍정적으로 와닿지 않고 부정적인 느낌으로 노동을 착취당한다고 생각하기 쉽습니다. 이렇게 인간에게서의 '쓰임'은 부정적인 면으로 보는 경우가 많습니다.

그런데 자연에서 '쓰임'을 보면 인간의 쓰임과 다릅니다. 우리가 자연을 보면 자연은 조화와 균형을 잘 이루고 있다는 것을 몸소 체험하고 있습니다. 예를 들어 자연의 일부인 벌을 보면 꽃을 위해 수정시키려고 이 꽃, 저 꽃 날아다니면서 일을 하는 것이 아닙니다. 단지 꽃에 있는 꿀을 빨아먹으려고 자기가 살기 위해 꽃을 찾아다니는 것뿐이지만 꿀을 빨아먹는 동안 꽃가루가 벌의 몸에 묻게 되고 각종 암술머리에 꽃가루를 묻히는 수분작업이 자연스럽게 됨으로써 수정으로 인한 열매를 맺게 되는 것입니다. 즉 벌은 꽃의 입장에서 보면 꽃이 달린 식물에 잘 쓰이고 있는 것입니다. 그러나 벌은 자기가 잘 쓰이고 있는지 모르고 쓰이려는 의도가 없이 잘 쓰이고 있는 것입니다. 쓰이려는 생각이 없는 쓰임, 즉 도움을 주려는 생각이 없는 도움이 자연스러움입니다. 이렇게 자연에서는 생명체가 주려는 생각이 없는 마음으로 마음이 움직여서 행동을 하니 사람 입장에서 보면 각가지 색의 꽃과 나무와 풀이 산에서 조화와 균형을 이루고 있습니다.

그런데 인간은 어떤가요? 자기가 돈을 받아야겠다는 생각으로 남에게 쓰이다 보니 돈을 적절하게 주지 않았다는 생각이 들거나 너무 박하게 주었다고 생각이 들면 화를 내고 짜증을 내게 됩니다. 줄려는 생각이 없이 잘 쓰인 것이 아니라, 받으려는 생각으로 몸을 쓴 것이라 자연에서 일어나는 자연스러움이 아닌, 인간이 줄려는 생각이 없이 준 것 아닌 받으려는 생각으로 행동한, 한 생각 잘못 일으켜 벌어진 부자연스러움에서 생긴 것입니다. 즉 부자연스러움으로 쓰이다 보니 당연히 자연스러움이 없어 괴로워지는 것입니다. 우리 인간의 삶이 괴로운 이유는 자연과 조화를 이루지 않고 자연을 파괴하면서 자연과 동떨어진 인간만의 세상을 만들려는 부자연스러움 때문에 생기는 것입니다. 그렇지만 우리는 자연을 이기고 극복하여 인간의 세상을 좀 더 재밌고 즐겁고 멋지게 만들려는 야망으로 돈을 우선시하는 자본주의 세상으로 살다 보니 자연보다는 인간을 우선시하고 인간이 만든 물질을 우선시하고 그 물질의 대표인 돈을 우선시하다 보니, 자연보다 인간보다 물질을 우선시해서 생긴 극단적 부자연스러움이 돼 버렸고, 극단적 부자연스러움은 자연과의 조화를 깨고 인간만 살겠다고 하고, 물질을 숭상하겠다는 인간의 무지에서 나온 것이고, 이런 인간의 무지가 우리를 물질적으로 육체적으로 정신적으로 괴롭게 하는 것입니다. 그러면 어떻게 해야 할까요?

자연으로 돌아가서 벌처럼 쓰일 생각 없이 쓰이는 것입니다. 나의 감각을 다른 사람을 위해 쓰이고, 내 생각을 다른 사람을 위해 쓰이고, 나의 동작을 일으키는 팔다리를 다른 사람을 위해 쓰이는, 감각과, 생각과 동작을 남에게 쓰인다는 생각 없이 남을 위해 잘 쓰이게 되면 나도 내가 가치 있는 사람으로서 보람을 느껴 좋고, 남에게도 무언가 도움을 주어서 좋다고 생각하는 남도 좋고 나도 좋은 삶을 살게 되는 것입니다. 즉 이렇게 남에게 잘 쓰이게 되면 물질적으로도 돈을 벌어서 좋고, 육체적으로도 건강을 위해서 내 몸을 움직여서 좋고, 정신적으로도 남에게 가치 있게 내가 잘 쓰이게 되었다는 생각이 들어 자존감이 올라서 좋습니다.

오늘도 나는 나의 팔다리가 나에게 붙어 있지만 세상에 연결된 남들이 나의 일부임을 알고 쓰인다는 생각 없이 세상을 위해 쓰여 봅니다. 도움을 주려는 마음 없이 도와주는 도움이 진정한 도움이고, 내가 원하는 대로 하는 것이 아닌 필요한 곳에 잘 쓰이는 것이 인간 세상에서 균형과 조화를 이루는 진정한 도움임을 깨닫습니다.

쓰인다는 생각 없는 쓰임이 균형과 조화를 이룬다

78 mm 성장 소나무 🌲

가름

우리의 세상살이를 보면 여러 가지로 갈라놓은 것이 많습니다. 땅 분할, 나이 분할, 직업 세분화, 생명 분류 등 한 덩어리의 국가의 땅도 시도별로 분할하고, 한 덩어리의 사람들도 나이로 분할하고, 직업도 분류하고 한 덩어리의 생명체들도 각각 분류합니다. 이렇게 우리는 한 덩어리로 되어 있는 것을 분할하거나 분류해서 묶음으로 표시하여 구분을 짓습니다. 왜 이렇게 구분할까요? 그것은 우리가 어떤 것을 이해하기 위해, 또 편리를 위해 어떤 규칙을 가지고 나눔으로써 세분화하면 그것을 이해하기가 쉽고 또 공정하고 편리하게 볼 수가 있습니다. 예를 들어 인간이라는 것을 이해하기 위해서 몸을 모든 조직들을 분류해서 거기에 맞게 치료하는 의사들도 몸을 순환기, 호흡기, 소화기 등으로 나누고 얼굴도 안과, 이비인후과, 치과, 피부과 등으로 세분화하여 치료하고, 더 나아가 눈만 치료하는 안과도 각막, 망막, 수정체 등 그것 만을 전문으로 하는 의사들이 양성되어 환자들에게 편리한 것처럼 보입니다. 그러나 이렇게 한 사람도 모두 갈라놓고 분류해서 세분화하여 치료를 하고 있고, 물질을 연구하는 과학을 하는 사람들도, 물질을 파는 상인들도 모두 세상의 물질 종류를 세분화해서 물질을 갈라놓아서 그것을 가지고 서로 경쟁하는 문제가 생겼습니다.

이렇게 갈라놓음은 각 분야 사람들끼리 서로 경쟁을 야기하는 것을 넘어서서 그것에 빠지도록 합니다. 이런 가름은 특정 브랜드 회사의 특정 물건이나 음식에 빠져서 헤어나오지 못하도록 집착을 일으켜 이제는 중독 수준으로까지 만들고 있습니다.

처음에는 전체를 이해하기 위함이고 의학도 한 사람을 치료하기 위해 과를 분류했겠지만 이런 가름이 시간을 지나고 보면 과연 인간 생활에 얼마나 도움을 주었을까요? 지금 지구의 하나의 땅덩어리의 수많은 가름으로 국가와 지역 간, 개인 간 부동산 경쟁을 야기하고, 하나의 몸의 수많은 가름으로 의사들의 직업 간 경쟁을 야기하였지만 원래 전체를 이해하기 위한 목적인 국가 간의 이해를 하게 했다거나 의학으로 사람의 몸 전체를 이해하게 되었는지는 모르겠습니다. 아직 의학만 보면 그렇게 세분한 눈, 피부 등의 질환도 수천 년이 지나도 원인을 모르는 것이 태반인데 치료의 방법은 셀 수 없이 늘어났습니다. 치료란 원인을 제거하는 것인데 원인을 모르면서도 치료 방법은 무수히 늘어나는 모순에 살고 있습니다.

마케팅도 세분화되어서 나이별, 성별이 아닌 개인 취향별로 1:1로 맞춤형으로 광고하고, 학교도 학교별 반별 경쟁을 넘어 개인 간의 경쟁으로까지 번지고, 이런 세분화를 시키는 가름은 이해를 하도록 한 취지와 관계없이 세분화된 것에 중독이 되도록 하고 경쟁해서 서로 돈을 내고 다투도록 하게 만들어 왔습니다. 즉 자본주의에 가장 맞는 디자인이 성공하게 된 셈이고 자본주의의 판을 짠 사람들이 세상 사람들이 사람보다 물질, 즉 돈을 추구하도록 하고, 세분화해서 돈이 돌도록 하는 데는 성공하게 된 셈입니다. 그러나 정작 세상은 사람들로 힘들어하고 경쟁으로 인한 지구는 오염으로 세상 사람을 위협하고 있습니다.

이제는 세분화하여 자세히 알게 된 것을 합칠 때가 되었습니다. 몸도 조직별로 연구해 놓은 것을 융합해서 전체를 이해하고, 사람과 사람 사이의 직업, 심리 관계도 융합해서 전체를 이해하고 사람과 동물, 각종 생명체도 융합해서 생명 전체를 이해하여 자연과 식물과 동물, 사람이 모두 하나임을 이해하고, 이런 가름은 모든 생명체에 해악을 주고 자연에게 해악을 준다는 것을 알고 하나로 융합인 '모음'을 해야 할 때입니다.

원래 지구도 하나이고, 자연의 땅도 물도 공기도 하나이고 사람도 하나로 연결되어 있고 한 사람도 모든 세포와 조직이 하나로 다 연결이 되어 있습니다. 가름으로 이해한 모든 것을 이제는 모음으로 통일할 때입니다.

가름은 한 대상의 전체를 이해하기 위한 갈라놓기 위함이므로 모음으로 다시 원래 하나였던 것을 모아 봅니다.

오늘도 가름이 아닌 '모음'으로 하나의 세상을 하나로 '있는 그대로' 바라봅니다.

" 가름은 하나로 보기 위한 수단이다 "

*79*mm 성장 소나무

옮김

우리는 살면서 물건을 사기도 하고 팔기도 합니다. 그래서 물건을 사면 내 것이라는 소유가 생깁니다. 그리고 그 산 물건이 소중하면 정이 붙게 되고 나중에는 집착이 생깁니다. 내 물건, 내 돈도, 내 집도, 내 땅도 마찬가지로 집착이 생기고 나서, 나중에 이런 것들이 나에게서 줄어들거나 뺏기거나 없어지게 되면 괴로움이 생깁니다. 이렇게 이런 소유한 것들이 많아지면 행복해하고 줄어들면 괴로워하는, 나의 행복과 불행은 소유한 물건의 많고 적음에 휘둘리게 됩니다. 즉 나의 감정이 물질에 따라 좌지우지되는 꼴입니다. 그러면 이런 소유한 것들로부터 왜 괴로움이 생기고 어떻게 하면 괴롭지 않아질까요?

괴로움은 집착에서 생기고 소유라는 잘못된 인식에서 생기는 것입니다. 원래 자연에는 소유라는 개념이 없습니다. 해도, 달도, 별도, 공기도, 흐르는 바다나 강도 누구의 것이 아닙니다. 이것을 무소유라고 합니다. 무소유란 아무것도 가지지 않는다는 말이 아니라 존재 그 자체는 누구의 소유도 아니라는 것입니다. 그런데 인간은 살면서 소유라는 개념을 만들었습니다. 인간이 살면서 편리를 위해 너와 나를 구분하려고 이름을 붙여 너와 나를 가르고, 숫자와 문자가 발명되면서 구분하고 기록을 할 수 있어 네 것, 내 것을 쉽게 가를 수 있으니, 인간의 욕심으로 인해 소유의 개념이 만들어졌습니다. 그러다 보니 좀 더 머리를 쓰는 똑똑한 사람에게 재화의 쏠림 이동이 생겨나서 부자와 가난이 생겨나고, 재화의 잦은 이동이 생기니 편리를 위해 돈이라는 개념을 만들었습니다. 돈의 개념이 만들어지고 돈이 근본이라는 자본주의가 생겨나고 자본주의에서 부의 축적을 위해 더 교묘하게 머리를 쓰고, 그러다 보니 부의 양극단이 극명하게 형성되었습니다. 원래는 누구의 소유도 아닌 자연의 것인데 인간은 자연으로부터 생산한 물건을 만들면서 소유라는 개념을 만들어 내고, 인간의 더 가지려는 욕심과 몸과 머리의 기능을 더 안 쓰려는 편리함이 긴 시간을 두고 부의 양극화를 만들었습니다. 그리고 갖가지 물건도 팔다리를 덜 쓰고 생각을 덜 하는 쪽으로 만들어져서 결국 몸과 머리를 덜 쓰고 머리 안의 뇌중에 욕구의 뇌인 본성의 뇌만 점점 커지고 있습니다. 똑똑한 인간이 차라는 물건을 만들어 다리를 덜 쓰고, 공장을 만들고 로봇을 만들어 팔을 덜 쓰고, 컴퓨터와 핸드폰을 만들어 머리를 덜 쓰고 있습니다. 그런데 오직 사고 싶다는 욕구와 팔고 싶다는 욕구의 본성의 뇌만 커지고 있습니다. 우리의 뇌는 진화를 하여 세 층으로 되어 있는데 가장 바깥쪽이 인간의 지성의 뇌인 대뇌피질, 중간이 포유동물의 감성의 뇌인 변연계, 그리고 가장 안쪽이 파충류의 본성의 뇌인 뇌간과 소뇌입니다. 우리는 인류 진화역사를 통틀어 파충류에서 포유류에서 인간으로 갔다가 인간의 욕심을 넘어 탐욕으로 인해 1억 년이라는 역사를 통해 겉모습은 인간으로 보이지만 뇌는 다시 인간에서 포유류에서 파충류로 되돌아가고 있습니다.

그러면 이런 소유욕이 생긴 것을 어떻게 바라보아야 할까요?

네 것, 내 것이란 원래 없는 것이고 필요에 의해 쓰이는 것인데 인간의 똑똑함이라는 잘못된 무지로 인해 소유의 개념이 만들어져 서로 뺏고 뺏기는 고통을 나눠 가지고 있다는 것을 사실을 깨달아야 합니다. 단지 물건은 필요에 의해서 만들어졌고 필요에 의해 나눠 가지는 것입니다. 물건은 이동이라는 옮김만 있을 뿐인데 그것을 보이지 않는 또는 보이는 것으로 구분하여 너와 나를 구분하고 네 것, 내 것이라는 잘못된 구분을 해왔던 것입니다. 이런 물건의 옮김을 잠시 많이 가지고 있는 것을 부자라고 하고, 잠시 맡았다가 필요한 곳에 주는 것을 기부라고 하고, 옮김의 이동이 줄어서 잠시 맡아 둔 것이 별로 없는 것을 가난이라고 부르는 것일 뿐입니다. 이런 물건의 옮김의 이동에 참여를 많이 함으로써 결과적으로는 한쪽으로 부의 쏠림을 도와주게 됩니다. 즉 경제가 활발해질수록 부가 전체적으로 공평하게 나눠지는 것이 아니라 양극단으로 더 치우쳐지는 것을 도와주는 꼴이 됩니다.

이런 돈의 옮김, 부의 옮김에 얽매이게 되면 나의 고통과 괴로움이 같이 얽매이게 되므로 나의 괴로움을 줄이고 건강하고 행복하게 살기 위해서라도 존재 그 자체는 누구의 소유도 아님을 아는 '무소유'를 경험해 봅니다. 오늘도 내가 잠시 맡아 두었던 것을 필요한 사람에게 바라는 바 없이 옮겨 봅니다.

66

진정한 옮김은 나라는 육신을 통해 필요한 사람에게 필요한 물건을 이동시키는 것이다

99

*80*mm 성장 소나무 🌲

옳음

우리는 자기가 옳은 것을 주장하는 경우가 많습니다. 그리고 내 말이 맞다는 것을 증명하려고도 노력을 많이 하고 내 말이 맞다고 함으로써 내가 스스로 옳다, 옳은 사람이라는 것을 무의식적으로 추구하려고 합니다. 우리는 왜 서로 옳은 것을 주장하려고 자기를 희생하면서까지 보여 주려 할까요? 왜 옳다는 것에 목숨까지 걸면서 개인, 집단, 종교 등에서 싸움을 넘어 전쟁까지 벌일까요?

말과 행동이 옳다 그르다고 말을 할 때 그 기준이 있습니다. 우리는 그것을 가치관이라고 부릅니다. 가치관이란 옳음에 가치를 부여하는 관점입니다. 그래서 올바른 가치관을 가지도록 우리는 조상으로부터, 부모로부터, 선생님들로부터 여러 가지 교육을 받아 왔습니다.

그러면 과연 올바른 가치관이란 무엇일까요? 어떤 절대적인 것이 있을까요? 아닙니다. 가치관이란 절대적일 수 없고 형성된 것이라서 상대적입니다. 즉 만들어진 것이기 때문에 어떤 환경에서 자라났느냐에 따라 가치관이 달라집니다. 오감각과 생각을 써서 보고, 듣고, 냄새 맡고, 맛보고, 감촉하고, 생각하는 것으로 내가 아는 모든 것이 형성됩니다. 그래서 교육이 가치관을 형성하므로 학교마다 지역마다 나라마다 자기 학교, 자기 지역, 자기 나라가 옳고 올바른 것이라 주입합니다. 우리는 세계가 빠르게 온라인 상으로 연결되어 있어서 세계의 가치관이 모두 다르다는 것을 금방 알 수 있습니다.

아주 먼 과거에 원시사회는 서로 다 잘 모르니 서로 각자 아는 것을 공유하고 배우려 하여 투명했습니다. 그래서 무언가 더 좋은 것을 찾거나 개발해서 효율적이고 공익적이면 채택이 되어 조금씩 발전이 되어가고 이것이 문명이 되었습니다. 그런데 공익성과 효율성으로 커온 문명이 높은 지역의 사람들이 합심해서 문명이 낮은 지역에 물건들을 빼앗아 더 빠른 속도로 문명이 커지고, 정보의 차이를 지키고 키우려는 비밀이 생기고 더 많은 정보와 물건을 얻으려고 다른 지역을 침략하게 되면서 지배계급의 윤리가 생겨나게 됩니다. 심지어 사람까지 노예화하는 식민지 사회를 만들어 자기 나라를 더 편하게 발전시키려 식민지배가 옳다는 윤리를 만들게 됩니다. 그래서 남성 중심, 계급 중심, 특정 인종 중심, 종교의 절대화 등 지배논리를 올바른 가치관으로 주입하게 됩니다.

결과적으로 원시사회는 투명하기 때문에 평등이라는 윤리가 있었다면, 신석기를 지나 봉건, 근대를 거쳐오면서 현대사회는 비밀이 많아져서 불투명하고, 차별이 많아져서 불평등하게 되었습니다. 지금도 봉건적 사고방식이나, 남성 중심의 사고방식, 선진국, 지배계급, 잘사는 집에서 생긴 우월적 사고방식과 후진국, 식민지, 못사는 집에서 생긴 열등적 사고방식 등 1억 년 동안 거쳐 온 여러 가지 가치관들이 뒤섞여 있습니다.

지금은 돈이 최고라는 자본주의의 가치관이 팽배하게 더해져 있습니다.

그러므로 이런 가치관들을 절대적이라 할 수 없고 1억 년 넘게 관습적으로 형성되어져 온 것이라 무엇을 옳다고 할 것이 없습니다. 즉 내가 옳다고 할 아무런 근거가 없는데 윤리, 도덕, 습관, 관습, 규칙, 법 등으로 자기의 것을 합리화하여 옳다고 주장을 할 뿐이라는 것입니다.

그러나 투명성과 평등성이 1억 년 동안 치밀하게 불투명성과 불평등성으로 그것도 아주 진한 농도로 바뀌면서, 분명한 것은 사람들의 괴로움은 심해졌다는 것입니다. 차별과 비밀이 인간의 고통을 준 것은 모두 다 아는 사실이므로 결국 인간의 괴로움을 줄이기 위해서는 1억 년 전의 원시사회의 평등성과 투명성의 방향으로 다시 돌아가야 합니다. 이렇게 불평등을 평등으로 바꾸기 위해 나아가는 것을 우리는 올바른 뜻, 정의라고 합니다. 그래서 정의라는 이름으로 우리는 1억 년 동안 형성된 잘못된 가치관을 올바른 가치관으로 바꿀 수 있습니다. 만들어진 것이라 분해되어 없어지지만 너무나 오랫동안 베어져 있는 것이라 투명해지는 데는 정말 긴 시간이 걸림을 알고 인내를 가지고 꾸준히 정의를 실천해 봅니다.

다만 내가 옳다는 근거가 아무것도 없음을 알고, 오히려 '내가 낫다'라는 비교 논리식 우월적 관점의 잘못된 차별적 가치관은 또 다른 더 옳음을 주장하는 사람으로부터 쉽게 열등함을 가지게 돼서 괴로움을 자초하므로, 투명하고 평등하게 한 발 한 발 나아가기 위해 남에게 피해를 주지 않고 도움을 주는 삶을 매일 실천해 봅니다. 오늘도 나는 마음과 주변의 평등을 위해 매일 명상과 작은 선행을 해서 미미하지만 정의를 물들여 봅니다.

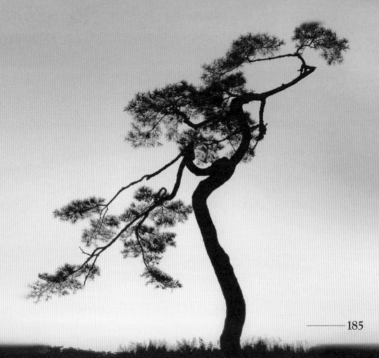

진정한 옳음은 평등이다

*81*mm 성장 소나무

삶

우리는 삶을 살면서 힘들어하는 경우가 많습니다. 또 일어나서 같은 일을 해야 한다고 짜증을 내기도 하고, 내가 원하는 대로 안 된다고 불평하기도 하고, 남들이 잘 되는 것을 보고 시기 질투하면서 자신을 처량하게 보기도 합니다. 또 삶을 살면서 어떻게 살아야 하는지 답답해하기도 합니다.

그런데 가만히 돌이켜 보면 매일 매일 죽어 가는 사람들이 있는데 매일 매일 눈을 뜨고 숨을 쉬고 있다는 하루를 살아가고 있는 나를 발견할 수 있습니다. 또 삶을 누리는 생명이 나뿐만이 아니라 내 주위의 사람들이 또 숨 쉬고 살고 있으므로 해서 내가 얘기할 사람도 생기고 서로 웃을 일도 울 일도 있는 감정을 표현할 수 있고 감정을 표현할 수 있다는 것 자체가 살아 있다는 증거입니다. 또한 사람 주위에 동물과 식물과 설 수 있는 땅과 숨쉴 수 있는 공기 그리고 마실 수 있는 물과 음식이 있고 내리쬐는 햇빛이 있어서 살 수가 있음을 알게 됩니다. 이 중 한 가지만 없어도 우리는 나는 살 수가 없습니다. 이렇게 나를 위해서든 우리를 위해서든 모두를 위해서든 생명은 소중합니다.

모든 숨을 쉬는 생명은 나를 비롯해서 목숨을 부지하려고 합니다. 돈, 명예 권력을 살고 있는 동안은 누리고 싶어 하지만 결국에는 살아 있는 육신이 죽어가게 되면 아무 의미가 없음을 알게 되니 건강이 최고라는 말이 나올 수밖에 없습니다. 이렇듯이 정신적인 문제가 있지 않은 이상 살아 있는 생명은 모두 살려고 하는 본능이 있습니다. 우리 인간의 삶에서 누군가를 죽이면 몇 대를 거쳐서라도 반드시 복수를 하려고 엄청난 악의 힘을 발휘하기 때문에 누군가를 죽이는 것은 쉬울지 몰라도 그 죽는 사람의 주위 사람의 고통은 엄청나고 결국은 살인자, 살인자의 가족, 살인자를 도와준 사람에게 수십, 수백 년을 거쳐서라도 그 고통을 다시 안겨주려고 하기 때문에 누군가의 생명을 앗아가는 것은 자기가 행한 것에 비해 엄청난 손해가 생기게 되므로 어리석다고 할 수 있습니다. 누군가의 생명을 빼앗는 직접 원인을 일으킨 사람이 아니라도 삶을 앗아가도록 도와준 간접적 원인을 일으킨 사람도 결과적으로 행동에 비해 큰 손해를 입게 되므로 어리석은 행동을 하게 되는 것입니다.

그런데 우리는 대부분 매일 매일 생명을 빼앗는 간접적인 원인을 제공하는 사람들입니다. 불고기라는 이름으로, 삼겹살이라는 이름으로, 치킨이라는 이름으로, 회라는 이름으로, 소, 돼지 닭, 물고기의 한 생명도 아닌 셀 수도 없는 많은 생명을 매일 앗아가도록 간접적으로 큰 원인을 제공하고 있습니다.다. 기업은 국민이 원하지 않으면 절대 생산조차도 하지 않는 손익계산을 철저히 하는 곳이니 엄청난 원인을 스스로 제공하고 있는 셈입니다.

동물의 생명이 소중한 것은 반려동물 시장이 커지면서 더욱 공감할 수 있는 시대입니다. 강아지, 고양이의 생명만 소중한 것이 아니라 소, 돼지 닭의 가축들도 같은 소중한 생명입니다. 모든 생명의 무게는 같습니다. 유명한 사람과 가난한 사람도 생명의 무게가 같고, 사람과 동물의 생명의 무게도 같습니다.

이렇게 모든 생명은 소중하고 생명을 무시하거나 앗아가게 되면 반드시 큰 원한을 품게 됩니다. 자살 충동을 일으킬 만큼 힘들게 찌든 삶은 살면서도 가축들의 생명은 생각하지 않은 채 매일 타살한 고기를 먹고 있는 스스로를 돌아볼 줄 알아야 합니다.

내 삶이 소중하다면 다른 사람의 삶도 소중하고, 다른 동물들의 삶도 소중함을 깨달아 봅니다. 내 삶의 소중함을 육식을 조금이라도 줄이거나 피해서 동물들의 생명도 빼앗는 수를 조금이라도 줄이고 스스로도 동물학살에 일조하지 않으므로 떳떳해지니 내 삶이 더 떳떳하게 소중해짐을 알아갑니다. 그러면 나의 쳇바퀴 도는 삶도, 나의 주위에서 힘들어하거나 하소연하는 사람들도 나와 주위 사람들이 살아 있으므로 푸념하는 것이므로 감사할 일임을 깨닫게 됩니다.

오늘도 내 혀의 쾌락에 끌려다니지 않고 내 삶이 떳떳해지기 위해서라도 매일 채식으로 내 생명만큼 다른 생명도 소중함을 깨달아 봅니다.

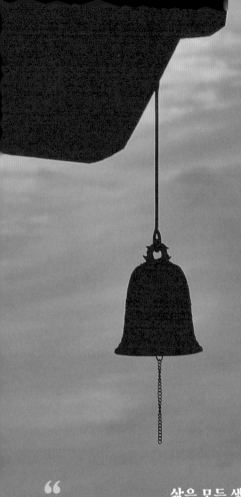

" 삶은 모든 생명에게 다 소중하다 "

82㎜ 성장 소나무

몸

　　우리는 각자의 몸에 대해서 신경을 많이 씁니다. 얼굴에 화장품도 바르고 머리를 염색하기도 하고 옷으로 몸을 보정도 하고 다이어트도 하고 근육도 만들고 옷에 치장도 많이 합니다. 이렇게 각자의 몸을 남의 시선 때문이든 자기의 사고방식 때문이든 여러 방식으로 몸에 신경을 씁니다. 그래서 각자의 몸을 소중하게 생각하는 듯해 보입니다. 그런데 한편으로는 각자의 몸을 함부로 한다고도 볼 수 있습니다. 옷을 입을 때도 높은 구두를 신거나 짧은 옷을 입어서 매력적으로는 보이나 무릎에 무리가 가고 하반신 혈액순환의 기능 저하를 스스로 하는 경우도 있고, 먹는 것도 건강에 좋은 것을 먹는 것이 아니라 혀에 쾌락을 느끼는 맛에 탐닉해서 건강에 좋은 것과 관계 없이 맛있는 것을 먹다 보면 비만이나, 당뇨 등 먹는 것으로 인해 질환을 야기하기도 합니다. 갑작스럽게 다이어트 하거나 갑작스럽게 몸을 찌우는 등 몸이 적응할 수 있는 항상성을 넘어서서 하기 때문에 몸에도 정신에도 무리를 많이 주기도 합니다. 또한 건강을 생각한다고 고기를 먹는데 육식이 암을 일으킬 수 있다는 정보를 모르고 무지에 의해 맛도 좋고 힘도 내고 건강에도 좋다고 잘못 알아서 나중에 대장암이나 위암 등으로 병치레를 하기도 합니다. 이렇게 자기 몸을 함부로 다루는 경우가 제법 있습니다.

　　자기 몸뿐만 아니라 남의 몸도 함부로 다루기도 합니다. 사랑의 매라는 이름으로 가르치는 사람이 배우는 사람에게 매를 들어서 때리거나, 대전이나 승부라는 이름으로 권투라든지 격투기 등을 시청이나 관람하면서 멋지게 때려눕히는 선수에게 열광한다든지 해서 직접 남을 때리거나 남을 때리는 것을 보고 즐기는 등 때리는 것을 아무렇지 않게 생각하는 경우를 흔하게 볼 수 있습니다. 또한 자기의 물질적, 정신적, 성적 이익을 위해서 갈취, 협박, 성폭행 등 상대방의 몸을 함부로 이용하는 등 몸을 함부로 다루는 일들도 심심찮게 볼 수 있습니다.

이렇게 남의 몸을 함부로 다루게 되면 상대방은 엄청난 육체적, 정신적, 성적 고통을 겪게 됩니다. 자기에게는 감각적 쾌락이 되거나 일시적인 감정풀이용이 될지는 몰라도 상대방이 받는 육체적, 정신적 후유증은 평생을 갈 수도 있습니다. 심지어는 그 고통이 너무 심해 자살까지 하여 세상을 떠나는 결단을 할 수도 있습니다. 그래서, 자기에게는 별거 아닌 손찌검이라는 폭력이 남에게는 큰 외상후 스트레스와 육체적 정신적 고통이 따를 수 있음을 알아야 합니다. 이런 이유로 남의 몸을 함부로 다루어서는 안 됩니다. 남의 몸을 함부로 다루면 결국은 돌고 돌아 나에게 돌아와 더 큰 고통을 안겨주므로 어리석은 행동이라 할 수 있습니다.

그래서 남의 몸을 소중히 생각하고 존중할 줄 알아야 합니다. 때리는 것이 아니라 오히려 몸의 거동이 불편한 사람에게 도움을 줄 수 있어야 합니다. 남의 몸도 나의 몸도 소중히 다루는 것이 서로에게 이익이 됩니다.

그러면 나의 몸을 소중히 하는 것은 어떻게 하는 것일까요? 나의 몸을 치장하는 것이 소중히 하는 것이 아니라 몸을 생각해서 규칙적으로 먹고, 규칙적으로 자고 규칙적으로 몸을 움직이고 규칙적으로 쉬어서 몸의 바이오리듬을 생각해서 무리하지 않는 선에서 건강하게 지켜 나가는 것입니다. 채식을 하고 햇빛을 보고 땀을 내고 사람들과 대화하고 일찍 자는 습관을 지니는 것이 자기 몸을 소중히 여기는 것이고 자기 몸을 소중히 여길 줄 알아야 다른 사람의 몸을 소중히 생각하고 존중할 수 있게 됩니다.

우리의 팔다리는 동작에너지를 내는 기관입니다. 그런데 많은 사람들이 자기의 건강을 위해서 운동을 하기도 하지만 근육질의 몸매를 위해 역기나 아령을 들고 러닝 머신 위에 타서 팔다리의 반복운동을 하여 근육을 기릅니다. 이렇게 혼자서 팔다리를 흔들면서 아까운 에너지를 허비하면서 근육을 키웁니다.

나의 팔다리를 좀 더 효율적으로 남을 돕거나 봉사하거나 다른 이들을 위해 쓴다면 나의 팔다리가 더욱 소중한 곳에 쓰여 나의 몸이 의미 있는 곳에 쓰여 나 스스로 훨씬 보람되지 않을까 합니다. 그러면 내 건강도 지키고 남도 돕는 일석 이조의 효과가 있지 않을까요?

오늘도 나의 팔다리로 나보다 다른 사람들을 돕는 역할을 해 봅니다.

“ **나의 몸이 남을 위해 쓰일 때 진정한 가치를 느낀다** ”

*83*mm 성장 소나무 🌲

말

우리가 살면서 말을 매일 하고 삽니다. 설령 말을 많이 하지 않더라도 속으로라도 말은 하고 삽니다. 그런데 이 말이라고 하는 것은 내가 보고 듣고 느낀 것, 생각한 것을 표현하는 언어적 수단입니다. 그래서 나쁜 것을 보고는 나쁜 생각을 해서 나쁜 말을 하기가 쉽고, 좋은 것을 보고는 좋은 생각을 해서 좋은 말을 할 확률이 높아집니다. 그리고 여러 가지 정보들을 감각으로 많이 접할수록 생각으로 처리할 정보가 많아지고 그것의 일부가 말로 나오게 됩니다. 그리고 말로 하지 못한 것은 속으로 담아두게 되고 일부는 잊게 됩니다. 이렇게 담아 둔 것은 없어지지 않고 어떤 상황이 되었을 때 내 입으로 다시 나오게 되는데 그때는 엄청난 압력에 의해 자동으로 폭발할 수 있습니다. 그러면 그것을 들었던 상대방은 억압된 말이 터진 것에 큰 반응을 하게 될 수 있고 그러면서 관계는 안 좋아질 수 있습니다. 그렇게 되면 내가 괜한 말을 했구나 하고 후회하면서 괴로워하게 됩니다. 결과적으로 부정적인 정보를 나의 감각으로 접하게 되면 부정적 생각을 할 가능성이 커지고 그 당시는 말을 뱉지 않더라도 나중에 쌓여 부정적인 말을 하게 되어 내가 괴로워지므로 내가 스트레스를 받지 않으려면 부정적 정보나 부정적 환경에 노출되지 않으면 제일 좋습니다. 그러나 바쁜 현대를 살면서 이런 부정적 환경에 노출되지 않게 하기는 쉽지 않습니다. 그러면 어떻게 해야 할까요? 바로 관점 바꾸기를 하면 됩니다. 예를 들어 자녀가 게임을 하는 것을 단순히 나쁘게 바라볼 것이 아니라 한 가지를 열심히 할 수 있는 아이라는 긍정성을 찾고, 게임을 하는 것이 반드시 나쁜지도 점검해 보아야 합니다.

또한 말은 나의 인식으로 인한 감각과 생각의 결과물이자 상대방에게는 인식의 씨앗인 입력물이 되므로 말을 함부로 해서는 안 됩니다.

나의 팔다리를 잘못 쓰면 상대방에게 육체적 고통을 가할 수 있지만, 나의 말을 잘못 쓰면 상대방에게 정신적, 성적 고통을 가할 수 있습니다.

성적인 자기의 쾌감을 위해 성적인 빈말인 성희롱을 하게 되면 정신적인 충격을 넘어서 성적 충격을 받게 되어 트라우마까지 생길 수 있습니다. 이렇게 말로 사람을 살릴 수도 있지만 죽일 수도 있기 때문에 인식의 씨앗인 입력물인 말을 가려서 해야 합니다. 그래서 말로 남을 괴롭히지 말아야 합니다.

그러면 어떻게 해야 할까요?

첫 번째, 마음이 담긴 말을 합니다. 말은 마음으로 하지 않고 생각의 의도를 가지고 하게 되면 오래가지 못합니다. 상대방을 끌어낼 의도로 말을 하게 되면 처음에는 먹힐 수는 있지만 결국 상대방이 진실을 알게 되고, 의도한 사람을 신뢰하기 어려워지므로 결국 상대방의 마음에서부터 멀어지게 됩니다. 의도를 가지고 이런저런 많은 생각을 하게 되면 의도대로 하기 위해 많은 에너지를 쓰고 의도대로 되지 않으면 엄청난 괴로움을 속으로 안게 됩니다. 결국 의도가 있는 말은 오래 가지 않고 내게도 남에게도 좋지 않은 어리석은 결과를 가져오게 됩니다.

두 번째, 거짓이 아닌 참말을 해야 합니다. 사실을 사실대로 얘기해야 합니다. 그래야 떳떳하고 스스로 괴롭지 않습니다. 들었던 사람이 다르게 변형하더라도 적어도 상대방을 괴롭히지는 않습니다. 나도 괴롭지 않고 남도 괴롭지 않은 말은 진실이 담긴 말입니다.

세 번째, 말에 더하지도 덜하지도 않아야 합니다. 좋아 보이는 것은 크게 부풀리고 좋지 않아 보이는 것은 작게 얘기하게 되면 당시는 넘어갈 수 있지만 결과는 드러나게 되기 때문에 상대방의 신뢰를 잃게 됩니다. 이렇게 말에 치장을 하면 부메랑으로 돌아와 나를 괴롭힙니다.

네 번째, 필요한 말을 부드럽게 합니다. 말을 많이 하다 보면 실수를 하게 되고 결과적으로 나를 옭아매는 일을 만들 수 있습니다. 말은 나오되 필요한 말인지,

194

알리는 말인지를 생각하고 진실이 아닌지 알아차려 부드럽게 말을 합니다.

　산을 잘 타는 사람은 산에서 다치고, 운동을 잘하는 사람은 운동을 하다가 다치고, 말을 잘하는 사람은 말을 하다가 다칩니다. 그래서 필요한 말을 부드럽게 알리는 말과 사실의 말만 하고는 진실의 말이 아니면 나머지는 가급적 침묵하는 것이 좋습니다. 그렇게 하면 나의 말은 상대방에게 믿음의 말이 되고, 내 말에 힘이 실려 진가를 발휘하게 됩니다.

　오늘도 때와 장소를 가려서 진실의 말을 글로 표현해 봅니다.

말의 힘은 마음이 담긴 진실일 때 비로소 생긴다

84㎜ 성장 소나무

돈

우리는 돈 없이 살 수 없습니다. 사람이 살아가는 데 반드시 필요한 것이 의식주이며 이것을 이루기 위해서는 돈이 반드시 필요하며 돈은 재화를 대표합니다. 강제로 삶을 마감하도록 죽임을 당하는 고통 다음으로 큰 고통 중에 하나가 삶을 살아가는 데 반드시 필요한 것이 없을 때 생기는 고통입니다. 남에게 손해를 끼치는 것은 끼치는 사람에게는 별일이 아닐 수 있지만 끼침을 당하는 사람에게는 이 손해 끼침이 엄청난 고통을 야기할 수 있습니다. 그래서 남에게 손해를 끼치지 않아야 합니다. 즉 주지 않는 남의 물건은 가지지 말아야 합니다.

그런데 세상 사람들 사이에 일어나는 물질적 손해인 물건을 강제로 빼앗는 강도질이나 모르게 훔치는 도둑질이 비일비재하게 일어납니다. 이런 일을 막기 위해 정부에서는 경찰 및 사법 시스템을 구축 유지 관리하느라 어마어마한 돈을 쏟아붓게 되고 이것은 모두 국민의 세금으로 운영이 됩니다. 즉 이런 손해를 끼치는 사람들 때문에 전 국민이 물질적 피해를 보고 있는 셈입니다.

이런 손해를 끼치는 행동은 왜 생기게 되었을까요? 남에게 물질적으로 의존하는 습관 때문에 생기게 되었습니다. 물건을 빼앗거나 훔치는 사람들이 처음부터 생기지는 않았습니다. 누군가는 한 가족에 가장이었을 것인데 여러 가지 돈 문제 등으로 인해 누군가에게 도움을 받게 되고 급기야 빚을 지게 되고 이 빚을 여러 가지 이유로 갚지 못하면서 다른 신용기관에서 빚을 지고 나중에는 사채기관에서 빚을 지다가 결국은 도망가는 신세로 전락해서 결국 자기가 먹고 살려다 보니 남의 돈을 훔치거나 빼앗는 것을 배우게 된 것입니다. 즉 처음에 남에게 빌린 작은 빚이 씨앗이 되어서 눈덩이처럼 불어나다가 결국은 도둑이나 강도 등의 범죄자로 전락하게 되는 것입니다.

빚은 결과적으로 남에게 의존하려는 마음에서 생긴 것입니다. 이런 남에게 의존하는 마음은 도움을 받으려는 마음에서 생긴 것이고 도움을 받으려는 단순한 마음이 결국 시간이 흘러 남에게 의존하는 버릇이 생기고 그것이 빚을 만들어 다른 사람을 손해를 끼치는 사건을 만들고 그런 자기 삶을 합리화하면서 손해 끼치는 습관을 스스로 만들어 남에게 의존하는 것을 넘어 말로 사람을 현혹하고 사기를 치게 되고 나중에는 도둑, 강도질 등을 하면서 범죄자로 전락하는 것입니다. 이렇게 범죄자가 되는 씨앗은 남에게 잠시 도움을 받으려는 바라는 마음이었습니다.

그러면 어떻게 해야 할까요? 스스로 자립해야 합니다. 남의 도움을 받으려 하지 않고 주지 않는 남의 물건을 바라는 마음을 내려놓아야 합니다. 이런 바라는 마음이 나중에 도둑질하려는 심보를 키우는 것이므로 나의 돈은 내가 스스로 아껴서 벌고 남에게 빚이 있으면 빚을 빨리 갚아서 남의 도움에서 벗어나야 합니다. 그러면 진정한 자립을 할 수 있게 됩니다. 그리고 남의 도움의 그늘에서 벗어나고 오히려 나의 기본 생존을 할 수 있는 하한선에서 조금이라도 물질적 여유가 생기면 자기의 감각적 쾌락을 위해서 스스로 돈을 쓰지 않고 주위에 기본적 삶도 살 수 없는 큰 고통을 견디면서 매일 살아가는 사회 약자층을 위해 물질적으로 도움을 주어 봅니다. 이런 자선을 베풀면 남에게 잘 쓰이게 되어 자존감이 올라가고 보람이 생깁니다. 이것이 습관이 되면 도움을 주는 베푸는 마음을 가지게 되고 당당한 삶을 살게 됩니다. 남에게 숙이던 고개를 들게 되고 어깨가 펴지고 허리가 펴져 스트레스가 줄어듭니다. 여유가 생겨 건강한 삶을 살고 수명도 연장되어 스스로에 행복하고 오래 살 수 있는 삶을 누릴 수 있습니다. 받으려 하고, 바라는 마음이 생길 때 머리가 복잡해집니다. 잔머리를 굴리고 맘대로 안 될 때 스트레스가 쌓입니다. 에너지를 과소비하여 병으로 단명할 수 있습니다. 하지만 주려 하고 베푸는 마음을 내는 데는 머리가 복잡할 것이 없습니다. 오히려 머리가 깨끗해지고 마음이 깨끗해져 에너지를 줄이니 더 오래 에너지를 쓸 수 있는 장수를 덤으로 얻을 수 있습니다. 다만 빚이 있으면 먼저 갚고 내 생활이 자립이 되면 베풀되, 베푸는 것을 과시하거나 이용하게 되면 그것은 바라는 마음을 단지 기부라는 이름으로 표시한 것이라 원하는 대로 안 되었을 때 나에게 더 큰 화로 돌아올 수 있음을 명심하여 다만 나의 것이 아니었던 것을 필요한 사람에게 스스로 이동한다는 생각을 가져 봅니다. 다시 필요한 곳에 보내기 위해 돈을 함부로 하지 않고 소중히 관리해 봅니다.

오늘도 돼지 저금통에 매일 돈을 모아서 나를 비우고 남을 조금이라도 채워 봅니다.

돈은 바라면 화가 되고, 주면 금이 된다

*85*mm 성장 소나무 🌲

술

사람이 살아가는 데 각자 개인적인 취향과 취미를 표현합니다. 그것이 공통된 취미가 발견되고 취향이 발견되면 우리는 이것을 문화라고 합니다. 개인적인 어떤 행동이 반복되면 습관이 됩니다. 보통은 반복된 행동은 좋아하는 것을 반복하게 됩니다. 이런 습관 중 사회구성원들이 비슷한 취향이나 취미가 있게 되면 그 시대에 문화가 됩니다. 이런 개인의 취향은 존중되어야 합니다. 그러나 타인을 괴롭히는 문화는 지양이 되어야 합니다.

그러면 어떤 문화가 다른 사람을 괴롭힐까요? 대표적인 것이 술을 먹고 취하는 것입니다. 술에 들어간 알콜이 대뇌의 의식작용을 줄여서 술의 농도가 짙어지면 의식이 멈추게 되고 의식이 무의식을 제어하지 못해 무의식의 표현이 조금씩 나오게 됩니다. 그래서 술은 우리 삶에서 잠시 현실의 괴로움을 잊는 데 도움을 줄 수 있습니다. 또 상대방 입장에서는 취중 진담을 듣고 싶다 보니 이래저래 술이 사회적 문화가 되어 왔습니다. 술을 조금 마시는 것은 개인적 취향이 될 수 있지만 이것이 습관이 되어 술을 먹고 취하게 되면 사회에 여러 가지 해악을 끼칠 수 있습니다. 술을 취할 정도로 마시게 되면 의식이 멈추고 무의식이 날뛰게 되어 우리가 의식으로 만들어 놓은 사회규범을 넘어가는 수준의 행동을 할 수 있게 됩니다. 그래서 모두가 아는 결과인 음주운전이나 욕설, 주정, 추행, 폭행 등이 생겨날 수 있고 심하게 되면 절도 등의 범죄나 가산 탕진 등을 하여 감옥에 들어가 사회와 분리가 될 수 있으나, 이런 위험한 개인적 상황이 여러 번 닥치게 되면 주위의 만류에도 불구하고 술 중독에서 빠져나올 수 없는 마약과도 같은 상태가 될 수 있습니다.

이렇게 술은 사람을 중독에 빠트릴 수가 있으며 의식을 멈추게 하므로 의식을 쓰는 뇌세포를 망가뜨리고 몸을 망가뜨리는 개인의 문제만이 아니라 사회의 문제를 일으켜 경찰이나 사법 시스템을 늘려야 하는 엄청난 사회적 비용을 충당해야 합니다. 당연히 이런 사회 안전 시스템을 국가에서 만들기 위해서는 개인의 세금이 들어가기 때문에, 술 마시는 문화를 장려하기 위해 국가적 계를 만든 꼴이 되는 것입니다. 국가에 엄청난 손해를 끼치는 부정적 문화가 자리잡게 된 것이 국가의 정의에 맞지 않다면 강제적으로 없앨 만도 하지만 국민들의 심한 반발과 주류세로 인한 엄청난 국가적 수익을 고려하고, 시간적으로도 수천 년 전부터 계속 되고 있으며, 공간적으로도 이슬람처럼 국가에서 금지하지 않고 많은 나라에서 허용한다는 이유와 많은 사람들이 해 왔다는 합리화를 내세워 지금까지도 술의 전통은 이어오고 있습니다. 이런 세계적 합리화는 술뿐만이 아니라 담배, 도박, 게임, 최근 100년 안에 세계적 문화로 자리 잡힌 커피와 탄수화물, 스마트폰, 온라인 게임 등에도 적용되고 있습니다. 자본주의에서는 돈이 된다면 개인적 건강과 사회적 건강에 해를 끼치는 일이더라도 중독문화를 개인적 문제로 치부하며 사회적으로 없애려는 시도를 하지 않습니다. 각 나라의 식약청에서 식품을 심사를 할 때 문제가 될 수 있는 소지의 발암물질을 아예 허용하지 않는 것이 아니라 허용기준을 두어 기준 아래로 양이 되면 식약청에서 식품을 통과를 하여 시중에 판매하게 합니다. 그래서 각 나라 정부는 미량의 발암물질이 들어 있는 술, 담배, 탄수화물, 청량음료, 커피 등을 시중에 판매하도록 식약청을 두어 허용을 하게 되는데 이것을 얼마나 많이 먹느냐는 개인적 문제로 보도록 하여 각 개인의 건강을 해치는 것이 사회의 건강을 해치는 것임에도 불구하고 시공간적으로 끼치는 영향을 염두에 두지 않는 것으로 보입니다. 술, 담배, 탄수화물, 청량음료, 커피 등은 마약과 마찬가지로 중독이 될 수 있는 것이고 중독되면 각 개인에게 각종 질병이나 암을 발생시킬 수 있는 것임에도 불구하고 물건을 진열해 놓고 견물생심을 불러일으키게 하면서도, 그것을 구매하는 것은 각 개인이 결정한 것이라는 시각으로 치부하는 자본주의 사회이기 때문에 스스로 조심하는 수밖에 없습니다. 이렇게 현대 문명인 자본주의로 인해 많은 중독물질이 즐비하지만 견물생심을 일으키지 않도록 인내심을 기르기 좋은 문명에 살고 있음을 알고 오늘도 다른 사람과 나에게 해를 끼칠 수 있는 중독에 물들지 않고 비정상의 정상화에서 빠져나와 매일 수행해 봅니다.

> ## 술처럼 중독이 될 수 있는 모든 물질은
> ## 나와 남에게 해악이다
> ### *86*㎜ 성장 소나무 🌲

성

　　　술을 마셔 취하게 되면 의식이 제어되고 무의식의 세계가 열려 성적 흥분이 야기되는 경우가 많습니다. 성의 쾌락을 풀어주기 위한 여러 가지 사회적인 수단들도 즐비해 있는 상황입니다. 자본주의사회에서는 돈이 되는 것이라면 어떻게든 합리화시켜 윤리를 넘어서라도 만들어 냅니다. 그런데 현대 사회에서 어떻게 이런 성적 쾌락을 추구하게 되었을까요? 물론 과거부터 성적인 즐거움을 찾아왔습니다. 인간에게는 두 가지 본능이 있습니다. 하나는 생존 본능이고, 다른 하나는 종족 본능입니다. 생존 본능은 살고자 하는 본능이고 종족 본능은 하나의 개체가 생멸이 있으므로 개체를 다른 방식으로라도 유지하기 위해 자기 씨를 퍼트려 종족을 만들고 대대손손 퍼지게 하려는 낳고자 하는 성적 본능입니다. 이 성적 본능은 극심한 스트레스가 오면 발동하게 됩니다. 의학적으로는 종족 본능을 위해 뇌하수체에서 황체형성호르몬(luteinizing hormone), LH를 분비합니다. 그런데 우리 몸의 설계는 우리 몸이 망가지기 시작하면 생식을 해서 몸을 탈바꿈하려고 합니다. 그것이 몸 보호 호르몬인 cortisol과 씨앗 성장 호르몬인 LH의 관계입니다. 평소에는 cortisol이 LH를 억제해서 의식이 성 무의식을 억제하고 있습니다. 그런데 너무 자기를 보호하고 스트레스를 받는 상황이 많아지면 cortisol을 많이 쓰게 되고 부신이 약해져서 cortisol이 적게 나오는 상황이 생깁니다. 그러면 만성 스트레스로 cortisol 분비가 바닥을 치고 억제되어 있던 LH가 올라오면 testosterone을 자극시켜 성적 본능이 올라오게 됩니다. 이렇게 만성 스트레스가 성을 자극하는 것이 반복되면 인식체계도 바뀝니다. 들어오는 감각정보 중 성정보를 더 인식해서 성감각을 더 쓰게 됩니다. 성 시각은 상대방을 있는 그대로 보게 하는 게 아니라 상대방의 몸에서 섹시한 부분을 찾게 됩니다. 이렇게 성감각을 계속 써서 성정보가 들어오면 성기억을 만들고 성기억이 어느 정도 차게 되면 성표현을 하게 됩니다. 그런데 성입력은 들어오는데 성출력인 성표현을 자꾸 자제하게 되면 눌렸던 억압이 풀려 나중에는 성행동인 성폭력으로까지 일어날 수 있게 됩니다. 그래서 성표현을 조금씩 풀게 되는 경우가 많습니다. 대표적인 것이 얼굴 표정과 말로 하는 성희롱입니다. 얼굴에서 야릇한 표정을 짓고, 말로 성적 농담을 해서 자신의 내적 스트레스를 성적으로 표현하는 것입니다. 이렇게 성희롱, 성추행, 성폭행이 이루어지는 이유는 만성 스트레스로 인한 cortisol이 바닥을 쳐서 몸을 더 이상 보호를 못한다고 판단하고 개체를 유지하기 위해 씨앗을 뿌리려고 LH가 작동하게 되고 testosterone이 분비되어 성적 욕구를 자극하게 되어 이런 일들이 발생하게 됩니다.

작게 보면 한 사람의 만성스트레스로 인한 일이지만 크게 보면 현대 자본주의 사회 자체가 만성스트레스를 야기합니다. 자본주의사회는 서로 경쟁을 부추겨 소비를 하도록 판을 짜서 판안에서 플레이어 선수들이 돈을 내서 서로 싸우도록 하는 판을 짠 사람들이 돈을 많이 벌도록 짠 사회입니다. 그러다 보니 빈익빈 부익부가 생길 수밖에 없고 경쟁을 부추기니 자본주의 사회자체가 스트레스가 만연할 수밖에 없도록 구조적으로 짜여 있습니다. 이런 만성스트레스는 결과적으로 성표현이 되도록 만들어지게 되고 매일 성과 관련된 사건과 기사가 셀 수 없이 올라오게 되고, 패션 화장품 향수 등에도 성적 매력을 넣어 성 산업이 커집니다. 자본주의 사회가 점점 성월드를 부추기고, 만들고 있지만 성적으로 사회적 문제를 일으킨 것은 엄격하게 개인적인 문제로 보고 있습니다. 즉 원인의 배경을 제공하지만 해결은 각자 해야 되는 상황이므로 우리는 이런 사실을 알고 자본주의 사회에서 스스로 제어할 필요가 있습니다.

우리는 적어도 성적으로 남을 괴롭혀서는 안됩니다. 자기의 쾌락을 위해 남을 괴롭힐 권리는 없습니다. 상대에 의사에 반하는 말과 행동을 하면 안 됩니다. 그리고 성을 상품화해서도 안 됩니다.

이렇게 인간을 도구나 수단으로 대하지 않고 사람으로 존중해야 합니다. 사람을 중시하지 않고 돈을 중시하는 자본주의 사회에서 만들어진 성적인 문제를 이제는 우리 스스로 인본주의로 만들어 서로 존중하도록 해야 우리와 우리 자식들이 행복할 수 있는 사회가 될 수 있습니다. 오늘도 명상과 기도의 수행으로 인간 존중의 중심을 잡아 선행으로 인본주의를 조금씩이나마 물들여 봅니다.

66

성은 자본주의의 몰락의 표현이다

99

*87*mm 성장 소나무 ♠

묘

우리는 살아가면서 자기가 하고 싶은 것을 하거나 일을 하며 살거나 여가를 즐기면서 사는 것처럼 어떤 식으로든 살아갑니다. 남에게 피해를 주면서 살아가면 안되므로 살생하지 말고, 남에게 육체적 고통을 주지 말고, 정신적 고통을 주지 말고, 성적인 고통을 주지 말고, 중독에 취해 의식을 제어하지 못해 남에게 고통을 주지 않는 최소 다섯 가지는 지키며 삶을 살아가야 합니다. 그렇게 삶을 마치면 결국 최소 남에게는 피해를 주지 않고 살았으니 스스로 괜찮게 살았다는 생각을 할 수 있고, 큰 미련 없이 삶을 마칠 수 있습니다. 그런데 우리는 삶의 현재에 깨어 있지 못하고 죽음 이후 영혼의 사후세계에 관심이 있는 경우가 많습니다. 내 삶이 잘 안 풀리고 어깨가 무거운 이유가 귀신이 내 어깨에 붙어서 그렇다든지, 내가 죽어서 지옥에 가지 않기 위해 열심히 종교를 믿는다든지, 천국과 지옥에 대한 궁금함에 사로잡힌다든지 지금 삶보다 내세의 삶에 관심이 있는 경우가 많습니다. 보통 이런 경우 현재의 삶이 힘들 때 그런 경우가 더 생깁니다. 즉 사후세계에 관심이 간다는 것은 현재의 삶이 재미가 없거나 나를 힘들게 한다고 생각하니 다른 세계에 관심이 가는 것입니다.

우리가 하는 모든 경험은 과거, 현재, 미래 중 언제일까요? 바로 현재에 이 모든 경험을 하고 있습니다. 그래서 한순간도 현재 아닌 순간이 없었고 지금 현재를 한순간이라도 벗어날 수 없습니다. 현재라는 것은 찰나의 순간이기도 하지만 정확한 시작점도 끝나는 점도 찾을 수 없어서 무한하기도 합니다. 만약 1시간 전인 과거의 기억이 있다면 기억을 하고 있는 이 순간은 현재입니다. 이렇게 우리는 현재만을 경험하기 때문에 불투명한 미래보다 현재가 더 소중합니다. 우리의 삶의 전체를 보았을 때 난자와 정자가 만난 수정란이라는 씨앗이 자궁이라는 아기집에 착상을 한 '입력'이 생기면 그 이후 삶이라는 현재의 '과정'이 있고 이후 죽음이라는 '출력'이 있을 뿐입니다. 그래서 입력, 과정, 출력 중 삶은 과정입니다. 이 출력은 다시 육신이 땅에 묻힌다면 미생물과 벌레들의 먹이감으로 다시 미생물의 새로운 삶의 입력의 씨앗이 됩니다. 이런 미생물의 분해능력으로 새로운 다른 생명의 입력도 덩달아 시작될 수 있습니다. 그리고 육신에 있던 물은 땅속에 물을 찾아 내려가고, 피부, 머리카락, 근육 등의 단백질은 미생물의 영양 공급원이 되고, 뼈 안에 있던 미네랄은 흙으로 변하게 됩니다. 이렇게 사람이 죽어서 흙이 된다는 것은 이런 사실을 배워서 익히 알고 있습니다. 그러나 이런 삶의 마지막이 한 줌의 흙으로 바뀌는 것을 배움으로만 알고 있을 뿐 현재의 삶에서 보이는 감각을 통해 보이는 상에 쫓겨 다니며 그 당시 일어나는 현상에 반응하는 것에 급급하고, 세상에 떠돌아다니는 정보에 여유 없이 삶을 살다 보면 나중에 병이 들거나 큰 사고가 나서 생각의 여유가 생길 때야 비로소 내가 잘 살지 못하고 어리석어 내게도 병이라는 고통을 주고 남에게도 피해를 주고 살았다고 후회하게 됩니다. 이 마저도 삶의 마지막 언저리에 스스로를 알아차리지 못하고 죽음을 맞이하기 전까지 남을 탓하고 원망하며 사는 사람이 더 많은 지도 모르겠습니다. 우리는 죽음이라는 결과는 평등한데 삶의 출발선이 다르다고 불평하고, 자기가 우월하고 열등하다는 것에 집착하고, 서로 내가 맞다고 싸우며 나의 에너지를 남을 도와주려는 데 쓸 생각은 않고, 현재의 주어진 삶의 에너지를 자기를 증명하는 데 쓰고, 자기와 남을 괴롭히는 데 낭비하고 있습니다.

우리는 현재라는 삶의 과정을 벗어날 수가 없고 이왕 주어진 삶을 힘들게 살기보다 화내며 살기보다 남 탓하며 살기보다 나중에 스스로를 잘 살았는지를 되돌아볼 것을 생각해서라도 순간순간 깨어 있는 알아차림으로 삶의 순간을 조금이나마 긍정성을 가지면 어떨까 합니다. 이런 긍정성이 모이고 남에게 구속되지 않는 걸림이 없는 삶을 살아가고 긍정적인 방향으로 남에게 피해를 주지 않고 도움을 주는 쪽으로 살아간다면 자유와 행복의 전체적인 삶이 만들어지니 스스로 잘 살았다고 생각하여 미련없이 삶을 마칠 수 있지 않을까 합니다.

나의 묘 앞에서 서는 사람에게 당당하기 위해서라도 나의 삶이 남에게 피해를 주지 않고 조금이나마 도움을 주는 삶을 살아 봅니다. 오늘도 나는 자유와 행복을 위해 걸림이 없고 괴로움 없는 순간순간의 삶을 체험하기 위해 아침에 기도와 명상으로 하루를 시작합니다.

" **죽음 앞에서는 모두 평등하다** "

88mm 성장 소나무 🌲

승리

많은 사람들이 살아가면서 닥쳐오는 경쟁에서 지기를 바라지 않고 이기기를 바랍니다. 학교, 직장, 이성을 차지하는 관계, 사업 등 경쟁이 생기게 되면 경쟁자에게 이기기 위해 돈과 시간, 에너지를 써서 노력하고, 이기게 되면 한동안 짜릿한 승리감에 젖게 되고 지면 패배감으로 한동안 괴로워하게 됩니다.

이렇게 이기고 지는 경쟁구도에서 이긴 사람은 잠시의 승리감과 금전적 보상도 받게 되는 경우가 많고, 진사람은 패배감을 가지고 금전적으로도 손실을 가지는 것에 비해 경쟁의 판에서 늘 금전적 이익을 보는 사람이 있습니다. 바로 판을 만든 사람들입니다. 예를 들어 판을 벌인 대학교는 지원한 모든 사람에게서 원서비를 받습니다. 이렇게 판을 짠 사람들은 선수들끼리 경쟁을 붙이고 서로 이기고 지는 것에 관계 없이 모두에게서 수익을 얻어내는 구조를 만들며 이것은 크게 보면 자본주의의 산물입니다. 이렇게 서로 자기 쪽에 지원하라는, 자기 물건을 사라는 광고가 난무하는 세상을 살아가는 자본주의에서 사람들은 경쟁을 하기 위해 파이트 머니를 계속 지불해가면서 여기 가서도 돈을 쓰고 저기 가서도 돈을 쓰면서 내가 경쟁에서 이길 수 있는 곳을 찾습니다. 마치 카지노에서 이 파칭코, 저 파칭코를 기웃거리며 어느 기계에서 돈이 터져 대박이 날지를 기대하는 모습과 같습니다. 한 기계의 판 사업에 쓰이는 한 번의 작은 파이팅 머니인 돈이 자신의 주머니에서 나간다고는 생각지도 않은 채, 돈을 계속 쓰다가 결국 카지노라는 사업에 자신의 전재산을 다 주고 나면 그제야 다른 사람들을 원망하면서 인생의 나락으로 접어드는 것과 같습니다.

그래서 사업 판 안에서 경쟁에서 승리한 사람과 판을 벌인 사람만 유리하고 판에서 패배한 사람만 억울한 불평등한 경기로 보입니다. 그런데 실제 승리를 한 사람은 그 당시만 짜릿한 흥분감이 들게 되고 다음 경쟁을 하게 되면 다시 긴장감을 갖게 됩니다. 그 이유는 이번에는 자신이 패배할 수도 있다는 두려움과, 패배한 사람은 오히려 좀 더 오랫동안 패배감에 젖고, 분하게 생각하거나 시기심과 질투심, 원한으로 다시 경기에서 경쟁하는 동기를 삼아 이를 갈고 다시 나타날 수 있기 때문입니다. 우리가 축구나 야구 같은 여러 번 진행하는 스포츠 경기에서 이런 모습을 자주 보게 됩니다. 짧게 보면 이런 경기와 같고 길게 보면 경쟁의 판에서 은퇴하기 전까지 인생 전체가 이런 모습의 경쟁에서 살고 있는 것입니다.

어떤 명문대학에 여러 번 떨어졌던 사람은 그 대학에 대한 트라우마가 있어 이를 갈고 다른 사업으로 성공을 하게 되면 그 명문대학과 관련된 사람들에 대한 적개심을 강하게 갖게 됩니다. 그래서 진 사람 중에 한이 큰 사람은 그 명문대학에 들어간 사람과 거기에서 일하는 사람에게 자기의 혼을 다해 명문대학 관련 사람들이 일이 잘 안 풀리도록 상대방을 괴롭히는 데 인생을 거는 사람도 있습니다.

즉, 판에서 이긴 사람은 진 사람의 원한을 낳아 다른 사람의 시기와 질투로 인한 과보인 원한을 사게 되고, 판사업으로 수익을 번 사람도 거기서 얻은 수익이 모두 진 사람의 피와 땀이 서려진 것이라 원한을 사게 됩니다.

결국 짧게 보면 이긴 사람과 판을 벌인 사람만 좋은 것 같지만 파이트 머니와 판의 수수료에는 진 사람의 피와 땀의 한이 섞인 돈으로 이루어져 긴 시간 뒤에 이긴 사람과 판을 벌인 사람의 인생에 막힘이 생기는 것은 모두 다 진사람이 만들어 놓은 길에서 막히는 것입니다.

그래서 길게 보면 진 사람이 이긴 사람과 판을 벌인 사람의 앞길을 막을 수 있다는 생각을 해야 합니다. 살면서 이유를 몰라 억울하다고 생각하지만 원인 없는 결과는 없습니다.

이렇게 우리는 행복을 타인의 불행 위에 쌓아 올리는 데 이미 익숙합니다. 그러나 그것은 이름만 행복이라 부르는 것이고 모래성 위에 쌓은 잠시의 흥분감일 뿐입니다.

내가 행복하기 위해서 타인을 반드시 짓밟아야 할 필요는 없습니다. 나도 남도 행복하려면 경쟁을 넘어서 연대를 하고 서로 공유를 하면 됩니다. 이 좋은 길을 두고도 우리의 에너지를 남을 파괴하는 데 쓰는 것은 결국 자기에게 해악으로 돌아오므로 어리석다고 할 수 있습니다.

이긴 사람도 흥분으로 잠을 못 자고, 진 사람도 분해서 잠을 못 잡니다. 이김과 짐에 초연하여 마음이 고요한 자만이 편안한 잠자리를 가질 수 있습니다. 오늘도 경쟁이 아닌 공유와 연대를 위해 기도와 기부, 봉사를 해 봅니다.

" 승리의 안쪽은 원한으로 이루어져 있다 "

*89*mm 성장 소나무 🌲

기움

이 세상은 기울고 있습니다. 그런데 기울고 있는 세상에 별로 관심이 있는 사람은 별로 없습니다. 우리 몸도 기울고 있습니다. 그런데 기울고 있는 몸을 약으로만, 수술로만 해결하려 하고 있습니다. 우리 몸은 조화를 이루어야 합니다. 심장, 폐장, 위장, 신장 등의 기관들을 한쪽만 많이 쓰고 다른 한쪽을 쓰지 않으면 무너지게 되는데 안쪽에서 일어나는 내장기관의 일이라 알아차리지 못해 소중히 다루지 않으면 한쪽을 너무 많이 쓴다는 것도 알지 못합니다. 또 바깥의 기관인 감각기관도 한쪽을 기울여 쓰는지도 모르는 경우가 많습니다. 핸드폰을 많이 봐서 시각을 너무 많이 쓴다든지, 음식을 많이 먹어서 미각을 너무 많이 쓴다든지, 골똘히 생각을 너무 많이 한다든지 하여 한쪽으로 치우쳐 균형이 깨져 기울어지고 있는 것을 놓칠 때가 많습니다. 생각으로 기울여지면 동작을 그만큼 못하게 됩니다. 몸의 혈액양은 늘 일정하므로 이렇게 한쪽만 많이 써서 혈액분포도가 한쪽으로 기울면 다른 한쪽의 혈액양이 줄어들어 다른 기관의 건강상태가 떨어집니다. 문제는 이런 상황이 오랫동안 지속된다는 것입니다. 자기 몸 상태를 편하게 쓰려고 하다 보니 한쪽 엉덩이에 좀 더 힘을 주어 앉고 한쪽 손만 주로 사용하고, 고개를 앞으로만 내미는 것처럼 기우는 습관을 지니게 되면 결국 바깥 근육의 쓰임도 기울게 되고 안의 내장기관의 균형이 기우니 몸의 균형이 깨져 건강이 나빠집니다. 즉 한쪽 기관이 너무 약해지면 결국 건강한 다른 기관까지 약해져 결국은 모든 기관이 무너져서 생명을 잃으면서 같이 죽음으로 치닫게 됩니다. 이 세상도 마찬가지입니다. 서로 파가 갈리고, 국가도 선진국 후진국으로 갈리고, 돈도 빈익빈 부익부로 세계의 대기업으로만 돈의 흐름이 기울고, 한쪽으로 돈의 흐름이 생기니 가난한 국가, 가난한 지역이 더욱 가난해지고 빈곤과 기아에 허덕일 수밖에 없습니다. 또 기후이상으로 인한, 지진, 가뭄, 폭우, 이상기온 등으로 예상치 못한 세계 곳곳에 지역민의 자연적 살생이 생기고, 지역적 싸움, 국지전, 전쟁 등으로 인공적 살생이 이루어지는 경우도 현실에서 볼 수가 있습니다. 그러면 한쪽의 부로 인한 기아나, 한쪽의 과다 생산으로 인한 자연재해, 한쪽의 폭동으로 인한 전쟁 등으로 특정 지역의 사람들의 죽음을 맞이할 수밖에 없고, 그러면 그 지역 사람들이 수출하던 생산품들은 결국 중단이 되고 이것이 다른 세상의 지역에 악영향을 주어 결국 세상에서 돌고 도는 먹거리나 물건의 흐름이 점점 멈추게 되어 세상의 다양함이 점점 줄어들게 되면서 물가가 오르고 기름값이 오르는 등 실제 나의 생활에까지 악영향을 미치게 되는 것을 이미 현재에도 경험을 하고 있습니다. 자연도 마찬가지입니다. 도로와 건물을 짓는다고 지구의 자원을 너무 많이 파헤치고, 옷과 음식을 만든다고 동물의 생명을 너무 많이 앗아가고, 집과 가구를 만든다고 식물의 숲을 너무 많이 파헤치고, 그래서 남아도는 생산과 소비의 찌꺼기인 쓰레기를 처리하지 못해 너무 많이 버리는 결국 발전과 생산이라는 이름으로 조화가 이루어진 자연을 파헤쳐 지구의 특정 지역들의 편파적인 동물, 식물, 자연광물의 사용으로 인한 파괴로 지구는 몸살을 앓고 이미 균형이 무너져 한쪽으로 기울어지고 있습니다. 이렇게 한쪽으로 기울어진 쓰임인 기움은 나의 몸에도, 세상 사람들에게도 지구에도 악영향을 주게 됩니다.

그러면 어떻게 해야 할까요? 편하게 생활해오던 기운 습관을 바로잡아야 합니다. 몸도 바로 세우고 밥도 규칙적으로 먹고, 잠도 규칙적으로 자고 팔다리도 양쪽을 고르게 쓰고 땀을 내야 합니다. 또한 세상 사람들의 핏줄인 돈의 흐름의 기움을 막기 위해 국제적 대기업의 생산을 줄여야 하고 그러려면 나의 소비를 최소한으로 줄여서, 있는 옷도 안 쓰는 것은 필요한 사람에게 주고 미니멀리즘을 추구해야 합니다. 고기를 먹는 것은 화학 사료와 화학 첨가제가 있어 인간의 몸에도 좋지 않고 환경에도 좋지 않아 육식을 줄이고 채식으로 소식하는 것이 나의 몸에도 지구에도 좋습니다. 소비자가 안 움직이면 생산자는 멈추게 되고 자연의 파괴가 멈추어집니다. 기움을 바름으로 잡아 나의 감각, 생각도 적게 쓰고 균형 있게 사용하고 물건도 적게 쓰고 다시 쓰고 균형 있게 쓴다면 나의 몸도, 세상 사람들의 건강도, 지구의 건강도 다시 찾을 수 있습니다. 오늘도 나는 채식과 최소 소비로 기울어진 지구를 바로잡는데 물들여 봅니다.

" 기움은 무너지기 전의 상태이다 "

90㎜ 성장 소나무 🌲

나

우리가 살면서 직업에 대한 괴리감이나 많이 힘들거나 괴로울 때 '도대체 나의 실체란 과연 무엇일까?'를 생각하는 경우가 생길 수 있습니다. 이름이 나인지, 내 몸이 나인지, 직업이 나인지, 남편이 나인지, 무엇이 나인지, 나란 도대체 무엇일까?라는 실존적 문제를 궁금해할 수 있습니다. 그럼 나란 과연 무엇일까요? 나란 '쌓임'입니다. 나란 다섯 가지의 쌓임입니다. 어떤 쌓임일까요? 감각, 감정, 생각, 행동 및 반응, 기억의 쌓임입니다. 우리는 몸이라는 하드웨어가 있고 이 하드웨어를 쓰기 위해 뇌라는 소프트웨어가 있습니다. 뇌는 감각신경과 운동신경을 가지고 서로 연결되어 있습니다. 그래서 뇌는 감각신경이라는 입력 신경을 통해 정보를 받아들입니다. 눈이라는 시각, 귀라는 청각, 코라는 후각, 혀라는 미각, 피부라는 촉각의 오감각을 통해 어떤 정보를 제일 처음 접하게 됩니다. 그러면 어떤 대상을 오감각을 통해 무엇일까를 파악하게 되고 태어나서 한 번도 접한 다른 정보가 없다면 비교 대상이 없어 어떤 좋다 나쁘다는 감정과 옳다 그르다는 생각이 없이 단순히 어떤 행동을 하게 됩니다. 예를 들어 아기가 배고파서 엄마의 가슴에 젖꼭지로 손을 내밀었는데 엄마가 바빠서 출근해야 한다고 손을 탁 쳤다고 하면 자기에게 위해를 가한다고 생각하고 엄마라는 대상을 안 좋은 기억으로 남게 됩니다. 그리고는 다음 그 대상을 봤을 때(감각) 엄마는 나쁘다는 감정을 가지고 엄마는 무서운 사람으로 생각하게 되어 움츠러드는 행동을 하고 다시 엄마의 거친 말에 부정적 반응이 생기고 그것을 다시 재기억을 하게 됩니다. 이렇게 대상을 감각, 감정, 생각, 행동, 반응, 기억을 한 data로 뇌의 측두엽에 1개의 data가 저장됩니다. 이런 것이 실시간으로 보고 듣고 냄새를 맡고 맛보고 만진 것을 하나의 오감각 영상처럼 매일 어쩌면 수천 개 수만 개의 data가 매일 뇌에 쌓입니다. 마치 전 세계 사람이 똑같은 모델의 노트북을 동시에 사서 노트북에 입력한 사람이 어떤 것을 입력하고 어떤 인터넷창을 열고 어떤 채팅을 했는지, 어떤 출력물을 프린트했는지, 어떤 것을 지우고 어떤 앱을 깔았는지에 따라 하루만 지나도 전 세계 노트북이 다르고 10년 20년 지나면 완전히 다른 노트북으로 서로 되어 있습니다. 즉 똑같은 모델의 노트북처럼 똑같은 얼굴에 똑같은 키에 똑같은 몸매를 가진 완벽히 똑같은 80억 쌍둥이가 전 세계 사람들로 구성이 되어 있다 하더라도 하루만 지나도 노트북 내용이 다르듯이 다른 뇌를 가지게 되고 10년, 20년 지나면 완전히 다른 사람이 되어 있고, 다른 말과 다른 행동과 다른 사고를 하는 각자 다른 사람이 되어 있습니다. 왜냐면 다른 시간과 다른 공간 장소에 살고 있기 때문에 시공간이 달라서 보는 위치, 보는 시각 등 서로 다른 경험을 하게 되므로 서로 다른 뇌의 기억을 가지는 것입니다. 80억 인구가 설사 똑같은 얼굴과 육체를 가진다 해도 결국 겉에 몸만 같은 것이지 정신세계는 완전히 다릅니다. 그리고 실제 다른 정신세계를 가지게 되므로 다른 생활 습관을 가지고 각자 취향의 다른 음식을 먹으므로 각 기관 사용량에 따라 건강 상태가 달라지고, 몸매가 달라지고, 사는 공간의 위치가 다르므로 햇빛의 조사량이 달라져 피부의 색깔도 머리털의 색깔도 다르게 됩니다. 결국 창조주가 있어 80억 인구를 똑같은 쌍둥이로 시작했다 하더라도 수백 년 수천 년이 지나게 되면 지금처럼 세계의 인구가 다른 것처럼 각자 피부와 머리 색깔, 몸매, 정신, 건강 상태가 다 달라지게 됩니다.

다섯 가지의 쌓임이 지금의 나를 만들었습니다. 그래서 앞으로 내가 이 다섯 가지의 쌓임을 지금부터 어떻게 쌓느냐에 따라 나를 변화시킬 수도 있습니다. 또한 결국 나란 쌓임이므로 단 한 가지를 가지고 나라고 할만한 실체가 없음을 깨달아 봅니다. 또한 이 쌓임이 각자 다 다른 시공간에 살고 있어 각자 다른 사람의 혼과 몸을 만들 수 있게 되었음을 깨달아 봅니다.

우리는 서로 다 다르므로 귀천이란 것이 없고 서로 다름으로 존중받아야 하며 나란 실체가 없으므로 좋다 나쁘다는 감정도 다 내가 만든 것이고 옳다 그르다는 생각도 다 내가 만든 것이므로 나를 고집할 아무 이유가 없습니다. 오늘도 나는 각자 다 다름을 알고 실체가 없는 나이지만 기존의 나를 변화시키기 위해 매일 아침 수행을 하고 남을 도와 봅니다.

"

나는 다섯 가지 쌓임이다

91㎜ 성장 소나무 🌲

되돌아옴

내가 살면서 남에게 무언가 당했다고 생각하면 이를 갈고 치를 떨게 됩니다. 그리고 분노를 넘어서 그 사람에게 복수를 꾀하게 되는 경우도 생깁니다. 예를 들어 물질적으로 협상에 져서 눈뜨고 돈을 뜯겼다고 생각하거나, 육체적으로 싸움으로 해서 내가 많이 맞아서 졌다고 생각한다거나, 정신적으로 말싸움에서 일방적으로 한마디도 못 하고 말싸움에서 졌다고 생각하면 분한 마음에 잠을 이루지를 못할 수가 있습니다. 그러면 무언가 계략에 빠져 내가 지게 되었다고 공평하지 않았다고 분하게 생각하면서 모종의 계략을 세우게 되고 결국 협상이라는 뇌싸움이든, 몸싸움이든, 말싸움에 이기려고 싸움에 임하게 됩니다. 그렇게 해서 혹여라도 그 싸움에서 이기면 내가 그 사람에게 되돌려주었다고 복수를 잘했다고 잠시지만 환호하게 됩니다. 그런데 그 사람도 마찬가지로 복수를 당했다고 생각하면서 뇌싸움이든, 몸싸움이든, 말싸움이든 그 싸움에서 이기려고 오랫동안 다시 힘을 길러서 나에게 더 큰 힘으로 누르려고 합니다. 그래서 그 사람은 다시는 되돌아오지 않도록 철저하게 내게 복수로 응징하게 됩니다.

이렇게 복수라는 것은 복수의 성질 자체가 남에게 물질적이던, 육체적이던, 정신적이던 해를 가하는 것이기 때문에 선행이 아닌 악행입니다. 상대방이 이런 악행을 저질렀다고 내가 악행으로 되돌려주려 하게 되면 내가 악행을 저지르기 전에는 당신이 나에게 이런 일을 저질렀으니, 이번에는 내가 너에게 갚아 주겠다고 이번에는 '내 차례구나'라고 생각합니다. 즉 악행을 시작하기 전에는 상대방의 악행에 앙갚음만을 생각하고 내가 당신을 눌러주겠다는 생각에만 빠져 있게 됩니다. 그러나 악행이 시작되고 무르익게 되면 생각이 달라집니다. 악행이 무르익게 되면 오히려 괴로움에 빠지게 됩니다. 결국 되돌려준다는 생각에만 빠져 있었지 남에게 해를 가한다는 생각을 못 하게 되는데, 실제 앙갚음을 하게 되면 그 당시는 속이 시원할지는 모르나 그 악행의 시작으로 상대방에게 괴로움을 주게 되고 그 주위 가족과 주변 사람에게도 괴로움이 전해지고, 그 악행이 무르익을 때쯤이면 이미 상대방 한 명이 아닌 상대방의 집단이 나에게 복수하기 위해 나의 인생을 가로막으려는 여러 계획을 세우게 되어서 결국 내가 인생의 큰 괴로움에 빠지는 상황을 뼈저리게 느끼게 됩니다. 만약 그것을 다시 되돌려주려 한다면 결과적으로 나는 시간적으로 차이를 두고 결국 내가 인생의 나락으로 빠지게 될 것이므로, 돈도 잃고 사람도 잃고 몸도 병들게 되어서 결국 내가 싸움을 해 나갈 힘이 없어지게 되어서야 멈추게 되는 어리석은 과보를 낳게 됩니다.

부처님 말씀에 '다른 사람을 죽이면 나를 죽일 사람이 생겨나고, 다른 사람을 패배시키면 나를 패배시킬 사람이 생겨나고, 다른 사람을 비난하면 나를 비난할 사람이 생겨나고, 다른 사람을 괴롭히면 나를 괴롭힐 사람이 생겨난다'라고 합니다. 되돌려줌은 의도입니다. 이런 의도가 있는 되돌려줌은 의도 있는 되돌려받음으로 괴로움에 빠집니다. 되돌려줌이라는 자연스럽지 않음보다 되돌아옴이라는 자연스러움으로 인생은 돌아갑니다. 악행을 하게 되면 악행이 되돌아오고, 선행을 하게 되면 시차를 두고 누군가의 선행으로 되돌아올 수 있습니다. 그러나 선행을 되돌려받으려는 의도가 생기면 자연스러움이 아니고 선행이 아니기 때문에 되돌아오지 않습니다. 그리고 내가 저지른 악행은 되돌려받으려는 의도가 없어서 다시 돌아오게 됩니다. 이렇게 되돌려받으려는 의도 없이 행한 것은 나에게 되돌아옴을 알고 의도 없는 선행을 베풀고, 악행을 되돌려주려는 의도를 가지지 않는 것이 내가 해를 다시 받지 않은 현명한 행동임을 깨닫습니다. 남을 살리면 나를 살릴 사람이 생겨나고, 남을 승리시키면 나를 승리시킬 사람이 생겨나고, 남을 칭찬하면 나를 칭찬할 사람이 생겨나고, 남을 행복하게 하면 나를 행복하게 할 사람이 생겨날 수 있음을 깨닫습니다. 자연에서는 공기도 바람으로, 물도 비로 나에게 돌아오고, 내가 무심코 행한 자연과 사람을 더럽히는 악행과, 자연과 사람을 깨끗하게 선행 등 모든 행이 나에게 되돌아옴을 알아차려 봅니다. 나에게 살면서 일어나는 억울한 일을 포함한 모든 인생의 일들은 나 또는 나의 조상이 무심코 행한 행들이 시차를 두고 다시 돌아오는 자연스러움임을 알아차려 봅니다. 오늘도 의도 없는 행으로 자연의 나에게로 '되돌아옴'을 느껴 봅니다.

되돌아옴은 자연의 법칙인 자연스러움이다

92mm 성장 소나무 🌲

바꿈(변화)

우리는 각자 어떤 목표를 가지고 스스로를 바꾸려고 많이 합니다. 담배를 끊겠다, 살을 빼겠다, 돈을 많이 벌겠다, 나의 단점을 바꾸겠다 등등 여러 가지 목표를 가질 수 있습니다. 그러려면 스스로를 바꾸어야 합니다. 즉 자기의 변화로 목표에 달성할 수 있는 다가갈 기회가 생깁니다. 그런데 주위만 둘러보아도 스스로를 바꾸지 않고 그대로 사는 경우가 훨씬 많습니다. 변화에는 저항이 따르기 때문에 저항을 이겨 내기가 쉽지 않으므로 그냥 힘들이지 않고 자기 성질대로 욕구대로 사는 경우가 대부분입니다. 그러나 자기 성격대로 살다가 여러 가지로 다른 사람들과 부딪히는 경우도 생기고, 잦은 부딪힘 속에서 인생에 큰 힘든 시기가 닥치게 되면 그때야 비로소 나의 성질이나 욕구대로 원하는 대로 살려다 보니 이런 큰 괴로움을 맞이하게 되었다는 것을 절실히 느낄 때가 오게 됩니다. 물론 평생 이런 것을 모르고 생을 마감할 수도 있습니다.

인생을 살면서 이런 괴로움이 오는 이유는 무엇일까요? 바로 욕구대로 원하는 대로 살고 싶다는 욕구에 대한 집착인 욕망입니다. 그리고 이런 욕구대로 살고 싶은 것이 스스로의 변화를 못 이루게 하는 원인입니다. 그래서 이런 괴로움을 줄여 나가고 스스로의 변화를 이루고자 한다면 이 욕구를 이해하고 우리 뇌를 이해해야 합니다. 우리의 뇌는 세 가지 층의 뇌로 구성이 되어 있습니다. 바깥층이 생각의 뇌인 대뇌피질, 중간 층이 감정의 뇌인 변연계, 안쪽 층이 욕구의 뇌인 뇌간과 소뇌입니다. 욕구층이 욕구대로 살고 싶도록 욕구의 중추가 되고, 감정층은 그 욕구를 감정적으로 표현해서 상대방이 욕구를 알 수 있도록 하는 감정 중추입니다. 그래서 얼굴로도 눈빛으로 입으로 감정을 표현하도록 하는 뇌가 감정층입니다. 생각층은 이 욕구를 상대방과의 사회적 관계가 있으므로 욕구를 의식으로 조절하는 층입니다. 때로는 생각층이 욕구를 억제를 하기도 하고, 때로는 욕구를 조금씩 내어놓도록 하기도 하며, 그 욕구를 사라지게 하기도 합니다. 그런데 생각층을 닫으면 욕구층이 남에게 보이지 않고 억제가 되고, 생각층을 확 열면 욕구가 터지고, 생각층을 조금씩 열거나 비틀어서 열더라도 시간의 차이, 방향의 차이일 뿐이지 욕구대로 하는 것입니다. 결국 욕구는 안에 있고 바깥에 생각문을 언제 이렇게 여는지의 문제이지 결국은 열리게 되어 있는 것입니다. 쉽게 말하면 각자 자기 원하는 대로 하고 싶은 욕구는 바뀌지 않고 다만 생각의 문을 어떤 방식으로 여는지의 차이일 뿐입니다. 결국 이 세상 80억 인구가 대부분이 자기가 원하는 대로 하려다 보니 서로 원하는 게 달라 부딪힘이 생겨서 그 갈등 속에서 자기 인생사가 괴로워지는 것입니다. 대부분의 사람은 이렇게 자기 욕구대로 원하는 대로 살려고 하지 자기를 변화시키려고 하지는 않습니다. 변화는 저항이 따르기 때문에 힘이 들어 하다 보니 힘이 안 드는 편한 삶을 선택하게 되고 그러다 보니 자기 원하는 대로 살되 생각으로 욕구의 압력을 조절하고 살게 되는 것입니다.

그런데 생각이란 것이 욕구의 압력을 단지 막기만 하고 압력 조절만 할까요? 아닙니다. 생각을 바꾸면 욕구가 사라지기도 합니다. 즉 자기가 원하는 대로 바람대로만 사는 것이 아니라 생각을 바꾸어 그 원하는 것이 즉시 사라지게도 할 수 있습니다. 그것이 바로 '알아차리기'입니다. 대뇌피질 중 두정엽에서 알아차리기 기능이 있습니다. 이 두정엽이 바로 셀프 카메라입니다. 모두 다 바깥으로 향해 있는데 이 두정엽의 알아차리기 기능만 자기가 뭘 생각하는지, 어떤 감정을 가지고 있는지, 무엇을 원하는지 욕구가 무엇인지를 스스로 보고 알아차릴 수 있게 합니다. 인간은 이 알아차림 기능 때문에 스스로의 변화를 꾀할 수 있습니다. 담배를 피우다가도 내가 잘못하면 폐암에 걸리겠구나 하고 알아차린다든지, 나 자신을 보고 살을 빼야겠구나 하고 알아차려 담배를 끊겠다, 살을 빼겠다는 각오를 세우고 정진하게 되는 것입니다.

결국 우리가 살아가면서 괴로운 순간이 생긴다면 한 생각을 바꾸어서도 괴로움이 잦아들기도 하고, 왜 괴로울까를 연구하면 결국 나를 바꾸려고 하지 않아서 생긴 부딪힘이라는 것을 깨닫게 되면 결국 스스로를 바꾸려 노력하게 됩니다. 이런 바꿈이 생각의 변화, 행동의 변화를 만들고 나의 변화를 만들어 괴로움이 사라지고 행복이 스며들도록 할 수 있음을 알아차려 봅니다. 오늘도 나를 바꾸기 위해 이런 알아차림을 유지하기 위해 명상을 해 봅니다.

" **바꿈은 알아차림의 결과이다** "

93 mm 성장 소나무 🌲

어리석음(무지)

우리 인류가 과학기술의 발전으로 똑똑해지는 것이 과연 맞을까요? 물론 가끔 재치나 지혜를 발휘하기도 하지만 전체적으로는 인간이 과거보다는 지금이 더 어리석고 무지한 인류로 변해 가고 있습니다.

첫 번째, 존재에 대한 무지입니다. 보는 대상의 겉면의 한쪽 면 만을 보려 하고 전체를 보려 하거나 내면을 보려 하지 않는 어리석음이 있습니다. 우리는 예쁜 것에, 멋진 것에 소위 집착해서 옷도 사고, 몸매도 만들고 성형도 합니다. 그리고 자기의 겉면을 더 내세우기 위해 자기가 소유하고 있는 차나 집, 빌딩 등의 여러 물질들로 자기를 삼아 내세우는 경향이 있습니다. 이렇게 자기를 더 커 보이고 더 우월해 보이게 시간과 돈과 에너지를 쏟아붓습니다. 겉을 위해 전 재산을 다 쏟아붓고 그 겉이 자기라고 내세웁니다. 겉을 쫓는 사람은 겉을 쫓는 사람에게 이끌려 만나게 되고 결국 맘이 맞지 않아 헤어지는 것을 수도 없이 많이 봅니다. 존재의 내면을 보지 않고 겉면을 봐서 생기는 무지입니다.

두 번째, 관계에 대한 무지입니다. 인간관계에서 괴로움이 자주 생깁니다. 그런데 그 괴로움이 생기는 원인인 인간관계를 풀려 하여 나를 살피려 하기보다 그냥 일어나는 괴로움을 즐거움으로 덮어버리는 어리석음이 있습니다. 이렇게 누군가에게 비난을 받거나, 스트레스를 받게 되면 즐거움으로 풀려는 경향이 있습니다. 담배로, 술로, 이성으로, 소비로 그 괴로움을 즐거움으로 덮어 버립니다. 그러나 즐거움으로 덮는다고 시간과 돈만 소비했지, 관계의 스트레스는 그대로 남아 있습니다. 잠시 딴짓을 해서 자기 기분을 풀어 보려 하지만 즐거움이 다하고 다시 그 사람을 만나야 해서 다시 만나면 더 큰 스트레스가 쌓이는 어리석음이 있습니다.

세 번째, 시간에 대한 무지입니다. 시간을 과거와 현재, 미래로 전체적으로 길게 보지 않고 지금 일어나는 일에 대한 시간을 단면으로 짧게 보는 어리석음이 있습니다. 내가 지금 어떤 일을 시작하는 것에 대해 이 일이 가져올 여파를 미래까지 염두에 두고 생각하지 않고, 현재 괜찮은 것 같으면 앞뒤 재지 않고 해 버리는 어리석은 경향이 있습니다. 그래서 사람들은 점점 반응적으로 바뀌고 좋다고 하면 몰리고, 안 좋다고 하면 빠지는 식의 큰 파도가 이루어집니다. 시간적으로 꾸준한 쌓임으로 나쁜 습관은 유해를 낳고 좋은 습관은 유익함을 낳는 것을 머리로만 알고 실천하지 않는 무지가 있습니다.

네 번째, 공간에 대한 무지입니다. 모든 것은 개별적 존재라고 생각하는 어리석음이 있습니다. 우리는 모두 연관되어 존재합니다. 벌이 있어서 인간이 살 수 있듯이 하나가 살아서 다른 하나가 살 수 있고, 러시아와 우크라이나 전쟁으로 나와 관계없어 보이는 멀리 있는 사람이 괴로우면, 결국은 돌고 돌아 영향을 미쳐서 물가가 오르고 마음도 불안해지면서 내가 괴로워집니다. 사람은 서로 연결되어 있고 공기와 물과 음식과 햇빛으로 연결되어 어느 하나 없이 살 수가 없음에도 불구하고 개별적 존재라고 생각하고 내가 살기 위해서는 남을 죽이고 이겨야 한다는 어리석은 생각이 팽배합니다. 경쟁에서 이겨야 자기가 살 수가 있다고 생각해서 서로 적이 되어 피가 말리는 전쟁을 하다 나중에는 지쳐서 자기의 건강을 잃게 되는 경우를 수도 없이 많이 봅니다.

다섯 번째, 가치에 대한 무지입니다. 물질을 위해서 나의 몸과 정신을 다 바치는 어리석음이 있습니다. 물질의 대표인 돈을 벌기 위해 자기의 시간과 노력을 투자하여 자신의 육체적, 정신적으로 희생을 합니다. 즉 돈과 건강을 맞바꾸어 돈을 많이 벌게 될수록 자신의 생명을 갉아먹고 있는 것을 모르는 무지한 경향이 많습니다. 일단 돈을 많이 벌어 놓고 나중에 건강을 챙기면 된다고 하지만 이미 때는 늦어서 이제까지 번 돈을 자신의 건강에 쏟아붓고도 예전만큼 회복을 불가능한 경우가 생겨 후회하는 경우를 수도 없이 봅니다. 무엇이 중요한지 모르는 무지입니다.

우리는 이렇게 존재도 모르고, 관계도 모르고, 시공간도 모르고, 무엇이 중요한지도 모르면서 늘 바쁘게 어디서 와서 어디로 가는지도 모르면서 쫓기는 삶을 사고 있습니다. 이런 무지를 깨쳐 존재의 내면을 봐서 인간성상실을 막고, 관계를 이루어 공동체 붕괴를 막고, 소비를 막아 자연환경파괴를 막고 현재에 깨어 있고 시공간을 꿰뚫어 보면 개인에게는 행복이, 공동에게는 사랑과 화합이, 인류 전체에게는 평화가, 지구에는 환경정화가 올 수 있음을 깨달아 봅니다.

오늘도 기도와 명상, 그리고 선행으로 나의 무지를 깨쳐 봅니다.

> ## " 어리석음은 연결의 끊음으로부터 생긴다 "
>
> **94**mm 성장 소나무 🌲

더불어 삶

우리 인류는 동물의 영장류여서 동물보다 우등합니다. 우리가 스승을 모시거나 부모를 모시는 것은 동물 세계에서는 없습니다. 이런 것이 인간이 동물보다 나은 점입니다. 그런데 동물의 세계를 잠시 보면 인간이 배워야 할 점도 있습니다.

첫 번째는 동물은 비교 욕구 없이 생존 욕구만 가지고 있다고 알려져 있습니다. 어찌 보면 동물은 서로를 죽고 죽이는 관계가 있는 경우가 많습니다. 새가 벌레를 쪼아 먹고 몸집이 큰 동물이 작은 동물을 잡아먹습니다. 한 생명이 살기 위해 어쩔 수 없이 한 생명을 죽이는 것입니다. 그런데 자세히 보면 동물이나 조류들이 자기 배만 채우고 나면 자기가 잡은 먹이를 다른 동물이 먹으러 와도 신경을 쓰지 않는 경우가 많습니다. 즉 동물 모두가 그런 것은 아니겠지만 동물들은 생존에 대한 욕구만 있지 더 가지려 하지를 않습니다. 그러나 인간은 생존에 대한 욕구를 넘어서 비교우위 욕구가 있어서 더 가지려 합니다. 그러다 보니 이런 욕심이 커져 더 좋은 것을 지니고 싶어 하고 더 좋은 것을 먹고 싶어 해서 공장을 가동해 광물을 더 채취하여 더 많은 물질들을 가공하여 판매하여 소비하고 남은 쓰레기들이 지구에 기하급수적으로 늘어나고, 동물들과 물고기들을 가둬 놓고 키워서 더 많은 생명을 인간들이 잡아먹도록 하여 지구의 자연과 생명체가 점점 파괴되고 없어져 가고 있습니다. 그래서 지구에 자연과 생명은 줄고 분해 안 되는 쓰레기는 늘어나고 있습니다.

두 번째는 동물 세계에서는 죽고 죽이는 관계도 있지만 공생관계를 유지하는 경우도 제법 많습니다. 즉 서로에게 이익이 되도록 하는 것이지요. 대표적인 예가 바로 아시다시피 악어와 악어새입니다. 악어의 치아에 끼인 음식물을 악어새가 청소해 주고 악어새는 그것을 먹이로 하여 서로 이익을 보는 관계로 알려져 있습니다. 개미와 진딧물도 마찬가지입니다. 개미가 진딧물을 보호해 주고 진딧물은 식물에서 영양분을 빨아서 단물인 진딧물을 개미에게 제공해 주는 것입니다. 이렇게 동물의 세계에서 서로 공생관계를 유지하여 더불어 살아 서로 상생하는 경우도 볼 수가 있습니다.

이런 공생관계는 먹이사슬 관계에서도 볼 수 있습니다. 뱀이 개구리를 잡아먹고, 개구리가 개미를 잡아먹고 개미는 진딧물을 먹고 진딧물은 식물의 영양분을 먹습니다. 그런데 이런 공생관계도 자세히 보면 적정선을 유지한 상황에서 공생관계가 유지됩니다. 한쪽에서 욕심을 내면 반대쪽에서는 떠나게 됩니다. 뱀이 개구리를 잡아먹고 개구리가 벌레를 잡아먹는 관계에서 뱀이 없어지면 개구리가 급증하면서 벌레가 없어지니 벌레가 없어져서 개구리가 죽고 식물이 시들게 되어 공생관계가 사라질 뿐만 아니라 전멸하게 됩니다. 인간세계도 마찬가지로 대기업이 있고 중소기업이 있고, 자영업자가 있고 거기에 관련 산업들이 발달합니다. 그런데 그렇게 욕을 하는 대기업이 없어지면 뱀-개구리-벌레-풀 관계처럼 중소기업이 잠시는 급증하지만, 자영업자가 줄어들고 경기가 급감하여 소비자가 줄어들어 중소기업과 모든 먹이사슬이 사라집니다. 이렇게 인간은 동물과 달리 기본욕구를 넘어 비교우위 욕구를 가지고 있고 공생 관계를 생각하지 않고 서로 더 가지려 하는 경우가 많아지고 있습니다. 그러나 더 가지려 하고 서로 죽이려 하면 서로 공멸하는 관계임을 알게 되었습니다. 그래서 인간관계에서 더 가지려는 욕심을 자제하고 생존욕구만 가지고, 공생관계를 유지하는 정도만 생각한다면 더불어 사는 세상이 살 만할 수 있습니다.

인간 세계에서도 자연에서 채취도 적정선을 유지하고, 공장에서 생산량도 적정선을 유지하고 유통마진도 적정선을 받고 소비자도 소비를 적정선을 유지하면 공생관계를 유지할 수 있을 것입니다. 어찌 보면 우리는 각자 산업에서 이미 돕고 있는 관계입니다. 각자의 잘하는 능력으로 역할이 잘 쓰여서 서로의 수고

스러움을 돈으로 주고받고 감사를 표시하고 살고 있습니다. 다만 한 마음을 잘 못 내어서 내가 더 많이 가져가겠다는 욕심이 생각으로 표현되고 행동으로 표현되어 서로에게 마찰을 빚고 있는 것입니다.

가까이서 보면 우리는 서로 경쟁하면서 거기에서 이득을 챙기려고 합니다 그러나 멀리서 보면 적정하게 우리는 더불어 살고 있습니다. 그리고 욕심으로 보면 경쟁해서 죽고 죽이는 것처럼 보이는 것이고 감사한 마음으로 보면 서로 각자의 다른 능력을 발휘해 돕고 사는 것입니다. 한 생각을 바꿔서 서로 돕고 살고 있음을 자각하고, 욕심을 내려 놓으면 지금 더불어 살고 있는 삶으로 나도 지키고, 남도 지키고, 지구도 지킬 수 있음을 알아차려 봅니다.

오늘도 욕심을 내려 놓고 더불어 사는 관계에 감사함을 가져 봅니다.

66

더불어 삶은 나를 위하고 모두를 위한 것이다

99

95mm 성장 소나무 🌲

4

이 세상은 유기물과 무기물로 구성돼 있고, 유기물과 무기물
은 각각 4가지의 상태로 나뉘어져 있습니다. 무기물은 광물로부터 온 흙을 포함
한 미네랄 등의 고체상태, 물과 기름 등의 액체 상태, 티끌 등을 포함한 공기의
기체 상태, 그리고 불을 포함한 이온 전리 상태의 플라즈마 상태입니다. 고체 상
태에서 열을 가하면 액체 상태가 되고, 액체 상태에서 열을 가하면 기체 상태, 기
체 상태에서 큰 열을 가하면 전자가 분리되는 플라즈마 상태로 되므로 고체, 액
체, 기체, 플라즈마는 물질에 가해진 열과 빛을 띤 온도와 상관이 있습니다. 이렇
게 물질은 빛을 줄이면 무거워지고, 빛을 가하면 가벼워집니다.

그리고 세상의 유기물은 크게 4가지로 구성되어 있습니다. 고체인 땅을 밟고
사는 인간을 포함한 동물, 액체인 물에서 산소를 받아 움직이는 어류, 기체인 공
기를 포함한 하늘에서 나는 조류, 그리고 고체, 액체, 기체 각 상태에서 살고 있
는 벌레부터 눈에 보이지 않는 박테리아, 곰팡이, 바이러스 등의 미물입니다. 미
물, 육지 동물, 해양 동물, 조류 동물도 마찬가지로 물질처럼 고체인 땅에 있을수
록 소화기관이 커져서 무겁고, 기체인 공기에 있을수록 호흡기관이 커져서 가벼
운 경향이 있어 빛에 좀 더 가까이 사는 새가 움직임이 더 가볍습니다.

유기물의 영장류인 인간도 4가지로 크게 구분할 수 있습니다. 어둠에서 어둠
으로 가는 사람, 빛에서 어둠으로 가는 사람, 어둠에서 빛으로 가는 사람, 빛에
서 빛으로 가는 사람입니다. 첫 번째, 어둠에서 어둠으로 가는 사람들은 사람들
의 눈에 보이지 않는 곳에서 법을 어겨 가면서도 남에게 피해를 주면서도 이익
을 추구하고 쾌락을 추구하려는 사람들입니다. 우리가 잘 아는 도둑이나, 강도,
갱단 등 경찰과 사법기관에 늘 감시를 받는 사람들입니다. 두 번째, 빛에서 어둠

으로 가는 사람들입니다. 일반 사람들 중 또는 유명인들 중에서 삶을 잘 살고 있다가 추락하는 사람들입니다. 최근에 좀 더 많아지고 있으며 마음이 밝았던 사람들이 주위의 환경의 영향으로 더 어두워지고 처음에는 의도치 않게 남에게 피해를 주다가 나중에는 의도적으로 남에게 피해를 주어 타인의 불행 위에 행복을 쌓으려는 것에 즐거움을 느끼고 점점 내가 잘 되는 것보다 남이 못되는 것에 쾌락을 느껴 점점 법을 넘나들면서까지도 피해를 서슴지 않고, 어둠으로 가는지도 모르면서 어둠으로 나아가는 사람들입니다. 일반인들이 성추행, 성폭행, 강도, 절도, 타살, 자살 등이 많아지는 이유가 빛에서 어둠으로 빠지기 때문입니다. 세 번째는 소수지만 어둠에서 빛으로 나아가는 사람들입니다. 스스로의 어리석음을 알고 이제까지 남에게 피해를 주고 있었음을 자각하고 뉘우쳐서 매일 수행하고 기도하여 스스로를 변화시키려고 노력하고, 최소한 남에게 피해를 주지 않고 오히려 남에게 도움을 주어야겠다고 생각을 바꾸고 마음을 열고 사람들을 만나 봉사를 하고 기부를 하려는 쪽으로 행동을 바꾸는 사람들입니다. 마지막 네 번째로 아주 소수이지만 빛에서 빛으로 가는 사람들입니다. 대부분의 사람들이 도움을 바라고 주기보다 얻기를 바란다면 빛에서 빛으로 가는 사람들이 자신을 헌신해서라도 남을 어리석음에서 빠져나가도록 도와주고, 들어오는 돈을 힘든 사람들을 위해 쓰고, 자신의 변화를 위한 수행을 넘어 타인의 변화를 지도하고 물들게 하는, 어둠에서 빛으로 가는 사람들을 이끌어 주는 사람들입니다.

인간의 마음도 사람처럼 어둠과 빛 사이에 4가지 방향으로 존재합니다.

이렇게 물질이든, 동물이든, 사람이든, 마음이든 빛을 가하면 밝아지고 가벼워지고, 빛이 없어지면 어두워지고 무거워지는 성질이 있습니다. 이렇게 우리 지구에 닿는 빛인 햇빛을 볼수록 햇빛에 가까이 갈수록, 가벼워지고 마음의 빛을 받게 되고 마음이 열리는 성질이 있습니다.

나는 사람으로 태어나서 사람으로 죽을 때까지 이 네 가지의 사람 중에 어디로 속해 있다 죽음을 맞이할까요? 지금은 어둠에 있다 하더라도 빛에서 어둠으로 빠져들어 가더라도, 지금 정신을 차려 내가 어리석어서 마음의 문을 닫고 쾌락에 빠져 있었다는 것을 자각한다면 우리는 닫혀가는 마음을 열어 빛에서 빛으로 가는 사람들을 따라 어둠에서 빛으로 나아갈 수 있습니다. 매일 나 자신을 변화시키기 위해 기도와 수행을 하고 남에게 피해가 아닌 도움을 주는 마음이 밝은 사람으로 거듭날 수 있습니다. 오늘도 기도와 기부와 봉사로써 한 발 한 발 빛으로 나아가 마음을 밝혀 봅니다.

"
4가지 중 빛으로 나아가 봅니다
"

96㎜ 성장 소나무 🌲

3

한국인들은 특히 숫자 3을 좋아하는 편입니다. 가위, 바위, 보 같은 게임도 한두 번이 아닌 삼세판을 해야 공정하다고 생각하고, 참다가 터트릴 일이 있으면 한두 번도 아니고 보자 보자 하니까 하면서 3번째에 터트리게 되는 경우가 많습니다.

사실 동서양을 막론하고 무엇을 3가지로 구분을 많이 합니다. 우주도 시간, 공간, 물질 3가지로 구분하고, 시간도 3가지로 구분합니다. 시간 중 하루를 아침, 점심, 저녁으로 3등분으로 구분하고, 인생도 과거, 현재, 미래로 3등분으로 구분을 합니다. 공간도 3가지로 구분합니다. 지하, 지상, 천상으로 수직적 개념으로도 구분하고 3차원적으로 자연을 고체인 땅이 있는 곳, 액체인 물이 있는 곳, 기체인 공기로 구성된 하늘이 있는 곳으로 3가지로 구분합니다. 물질도 기체, 액체, 고체 3가지로 구분합니다. 물질도 3가지로 구분되지만 생명체도 3가지로 구분합니다. 생명을 크게 동물, 식물, 미물 3가지로 구분하고, 식물은 뿌리, 줄기, 잎으로 구분하고, 동물은 머리, 몸통, 다리로 구분을 하고, 미물인 곤충류도, 머리, 몸통, 다리로 구분합니다.

왜 이렇게 3가지로 구분을 하는 것에 우리는 익숙할까요? 바로 안정성과 균형입니다. 1은 독재, 2는 경쟁구도이지만 3은 균형 구도입니다. 정삼각형이 변을 가진 최소의 균형 도형입니다. 정사각형은 네 변을 가졌기 때문에 최소변은 아니라서 세 변을 가진 도형이 최소 균형도형이 것이라 3이 최소한의 에너지로 균형을 잡을 수 있는 숫자입니다. 그리고 삼세창처럼 무엇을 강조할 때는 두 번이 아니라 3번을 강조를 하여 균형과 강조를 가지는 숫자가 바로 3이 되겠습니다.

이렇게 우리는 이런 3가지 구분 속에 익숙하게 살고 있습니다.

사람도 3가지로 구분을 많이 합니다. 해부적으로는 머리, 몸, 팔다리로 구분합니다. 그리고 머리 안의 뇌도 3개의 뇌로, 파충류 뇌, 포유류 뇌, 신인류 뇌로 구분합니다. 이것이 본성, 감성, 지성의 뇌로 서로 균형을 맞추고 유기적으로 움직입니다.

　우리 인간의 삶도 3가지 과정의 연속입니다. 에너지의 흐름도 입력, 과정, 출력의 3가지 과정을 거칩니다. 음식을 먹는 에너지의 입력으로 우리 몸을 가동하고, 소화기관을 통해 음식을 에너지로 변환시키는 과정을 거치고, 감각, 생각, 동작의 에너지 출력으로 에너지 소비를 하게 됩니다. 에너지 소비도 3가지로 구분이 되어서 감각 에너지소비로 정보를 입력하고, 생각 에너지소비로 정보를 처리하고, 동작 에너지소비로 정보를 출력합니다. 세포도 3가지 과정을 거쳐서 살게 됩니다. 포도당, 지방산, 아미노산 3가지의 영양분이 동맥을 통해서 들어오는 입력 과정, 세포 안에서 영양분을 처리하고 영양분을 에너지로 변환시키는 처리 과정, 미토콘드리아에서 에너지를 내는 출력 과정이 있습니다. 이런 에너지를 내기 위해 동맥의 입력, 정맥의 회수, 림프의 배출의 3가지 과정도 일어나게 됩니다. 이렇게 입력, 과정, 출력의 3가지 과정이 늘 우리 몸에서도 계속 일어나고 있습니다.

　우리는 이런 3가지 과정을 잘 이용하면 우리가 고통에서 벗어날 수 있는 길을 찾을 수 있습니다. 우리는 즐거움과 괴로움의 윤회 속에서 살고 있습니다. 괴로움을 피하려다 보니 즐거움을 찾고 즐거움을 찾으니 즐거움이 다하면 괴로움이 드러납니다. 즉 즐거움과 괴로움이 마치 햇빛과 비처럼 즐거움을 더 많이 느끼려면 해가 햇빛을 내리쬐는데 결국은 육지에서 물을 증발시켜 구름을 만들어 결국 비구름이라는 괴로움을 만들게 되는 자연처럼 서로 돌고 도는 감정을 만듭니다. 이때 알아차림이라는 즐거움과 괴로움 사이에 균형을 맞추는 뇌의 두정엽에서 일어나는 자각 기능을 충분히 이용하게 된다면 즐거움이 일어날 때 즐거움이 일어나는 것을 알아차려 즐거움이 곧 괴로움이 됨을 알고 더 커지지 않도록 중재하고 괴로움이 일어날 때 그것이 즐거움으로 윤회 됨을 알고 괴로움에서 더 큰 괴로움으로 빠지지 않도록 알아차림을 유지해서 즐거움과 괴로움 사이의 위 아래 파도를 잔잔하게 만들어 주는 알아차림으로 감정의 파도를 줄여 마음의 평 정을 일으켜 봅니다. 결국 경쟁을 하는 두 가지 감정에 알아차림을 넣어서 3가지 로 균형을 맞춤으로 우리의 평정심을 유지해 봅니다.

이것을 작심 3일로 매번 연습하면 3일이 3달이 되고 3달이 3년이 되고, 3년이 30년이 되어 3년만 평정심을 유지하면 자기를 변화시키고, 30년을 유지하면 사 회를 변화시킬 수 있음을 알고 꾸준히 해 봅니다. 오늘도 수행, 기부, 봉사 3가지 로 나를 변화시켜 봅니다.

" **3으로 우리 마음을 안정시킬 수 있다** "

*97*mm 성장 소나무 🌲

2

하나를 반으로 가르면 둘이 됩니다. 우리의 시각으로 하나를 알기 위해 편의상 둘로 나누었습니다. 그래서 1에서 2라는 숫자가 최초 탄생을 하게 되었습니다. 그래서 사람을 성별도 반으로 갈라 남과 여 2로 나누고, 시간의 단위인 하루를 반으로 갈라 낮과 밤 2로 나누고, 공간인 땅을 갈라 네 땅, 내 땅을 구분 짓고, 세상도 반을 갈라 서양 동양으로 구분 짓습니다. 심지어 작은 무리의 팀도 반으로 갈라 서로 대항전을 시키기도 합니다. 이렇게 하나를 둘로 나누어 가르고, 가른 반이 서로 경쟁하게 하기도 합니다. 처음에는 하나를 이해하기 위한 것을 반으로 살짝 가른 것인데 어느 순간 반의 선이 뚜렷하고 굵게 되었고 이제는 시간을 가른 낮과 밤이 완전히 구분되는 단어로 정착이 되었고, 색을 가른 흑과 백도 구분이 되고, 돈을 가른 부자와 가난도 절대적 기준이 없지만 이미 마음속 경계선이 지어져서 서로 대립의 구도가 되었습니다. 이런 반으로 갈리는 경쟁 구도의 이분법은 자본주의가 현대에 들어오면서 점점 심해졌습니다. 자본주의는 '돈이 근본'이라는 주의이기 때문에 사람을 통해 돈이 유통되도록 하여 흐름을 내 쪽으로 옮기려고 하게 됩니다. 그런데 이 흐름은 자본주의의 판을 짠 사람에게 돈의 흐름이 오도록 설계가 되었습니다. 2팀이 서로 싸우도록 조장을 하고 수익을 판을 짠 쪽에서 가져가게 되면서 돈의 흐름이 점점 한쪽으로 기울게 되면 반으로 갈려 빈익빈 부익부 현상이 점점 가속화됩니다. 그런데 원래 하나의 사람이고 하나의 돈으로 대표되는 물질이고, 하나의 시간이고 하나의 공간을 편의상 반으로 가르고, 반으로 가른 것끼리 서로 경쟁하도록 재미상 나누고 돈벌이상 나눈 것에 불과한 것입니다. 그리고 정지 영상이든 동영상이든 알고리즘으로 자주 검색하는 쪽으로 뜨게 만들어 훨씬 더 지식을 편향적으로 가지게 만들고 균형 잡힌 시각을 잃도록 의도하여 서로의 갈등을 조장해 사람들을 2분할로 나뉘도록 하고 있습니다. 그러다 보니, 남성과 여성, 회사와 직원, 전라도와 경상도, 보수와 진보, 북한과 남한, 서양과 동양 등 서로 2분할로 가르고 있습니다. 2라는 숫자는 1에서 만들어진 최초의 숫자이고 1을 반으로 갈라서 만들어진 것이고 편의상 구분을 위해 하나를 반으로 갈라서 만들어진 것이므로 원래는 2의 이전은 1 하나입니다. 원래 하나였던 것을 구분을 위해 만든 것이지 원래 속성은 같은 것인데 구분하고 가르고 나니 시간이 흘러 다른 속성을 띠게 되고 나중에는 서로 싸우게 되면서 동질감이 이질감으로 바뀌게 되었습니다. 한 공간에 있었던 사람들을 연결되지 않도록 구분하게 되니 연결이 끊어져서 이질감을 갖게 된 것입니다. 땅도 원래 하나인데 편의를 위해, 자기만의 이익을 위해, 지역이라는 이름으로 국가라는 이름으로 반으로 가르고 나니 왕래가 줄어들고 연결이 줄어들어 동질성이 이질성으로 점점 바뀌게 된 것입니다. 원래 전라도와 경상도도 같은 하나의 땅을 국가 통치를 위해 편의상 경계를 나누고 나니 연결이 끊기게 되고 왕래가 줄어드니 이질성이 심해지게 되고, 대한민국이라는 하나의 땅덩어리를 다른 나라의 손에 의해 반으로 갈리고 나니 원래 한 민족이었는데 지금은 서로 적으로 인식하고 군대를 주둔시켜 경계를 오히려 강화하고 있어 원래 한민족이었는데 북한과 남한으로 나뉘어 언어와 사고, 문화의 이질성이 시간이 갈수록 짙어지고 있습니다. 우리 인간이 하나를 알기 위해 구분을 한 것이, 또는 편의를 위해, 또는 재미를 위해, 돈벌이를 위해 하나를 둘로 즉 반으로 나눈 것으로 인해 연결성이 없어지니 동질이 이질로 바뀜을 알게 됩니다. 하루를 보이지 않는 선으로 나누어 낮과 밤으로 구분 짓고, 공간을 보이지 않는 선으로 나누어 땅을 구분 짓고, 사람을 보이지 않는 선으로 나누어 그룹으로 구분 짓는 등 결국 인간의 어리석음으로 인해 하나를 반으로 나누어 같은 하나끼리 서로 싸우게 됨을 알아차려 봅니다.

이제는 갈라진 둘을 합쳐 봅니다. 원래 하나였기 때문에 갈라진 정신과 몸도 원래 하나이고, 갈라진 부부도 원래 하나이고, 갈라진 회사대표와 직원도 하나이고, 갈라진 서쪽과 동쪽인 전라도와 경상도도 원래 하나입니다. 갈라진 북쪽과 남쪽인 북한과 남한도 원래 하나이고 반으로 갈라진 서양과 동양도 바닷물속에서는 원래 하나의 땅덩어리입니다. 이렇게 나의 혼과 몸, 부부, 회사, 한국, 지구촌은 둘로 갈라진 것이 아니라 하나임을 자각하고 보이지 않는 선으로 갈라놓은 우리는 서로 둘이 아닌 소중한 하나임을 알아차려 봅니다.

" 2는 원래 1이었다 "

98mm 성장 소나무 🌲

1

숫자 1이라는 의미는 여러 가지가 있는데 부정적인 의미로는 독재가 될 수도 있고 긍정적 의미로는 1등이나 유일하다는 의미가 될 수도 있습니다. 그러나 통찰적 의미로는 하나라는 의미입니다.

우리는 하나, 세계는 하나라는 얘기를 많이 들어보았고 너무 많이 들어서 진부하다는 생각을 할 수도 있고, 머리로는 이해는 하지만 마음으로는 느껴지지 않는다는 사람들이 더 많을 것 같습니다.

먼저 한국이라는 국가에 지역적으로만 보면 여러 성씨가 살고 있습니다. 그러나 과거 한국의 역사를 뒤져보면 세 가지 성씨, 더 오랜 기록을 보면 하나의 성씨에서 갈라져 왔다고 알려져 있습니다. 즉 지금 살고 있는 한국 사람은 각자 서로 다른 사람이라 생각할 수 있지만 긴 역사를 놓고 보면 결국 같은 피에서 나온 친족이고 형제 자매지간이라 할 수 있습니다. 나무에서 자란 가지의 하나하나의 잎은 서로 붙어 있어 나무에 있는 수많은 잎이 같은 나무에서 나온 잎이라 생각하지만, 사람은 눈으로 보이는 연결선이 없다 보니 각자 다른 곳에서 왔다고 착각하는 것이지 원래 같은 뿌리에서 자라서 가지가 되고 수많은 잎이 된 나무와, 긴 역사의 시간을 두고 자자손손 이어져 온 한국 사람들이라는 잎으로 되어 있는 한 나무와 같다는 것입니다. 이렇게 한민족을 보더라도 시간적으로 연결되어 있고, 한국이라는 땅에 공간적으로도 연결이 되어 있습니다. 또 한 사람만 보더라도 공기라는 기체와 물이라는 액체, 땅이라는 고체, 햇빛이라는 플라즈마로 연결되어 있어 한사람이 공기나 물이나 땅, 햇빛 한 가지라도 없으면 살 수가 없음은 자명합니다. 이렇게 한 민족은 시간적으로 공간적으로 연결이 되어 있음을 알 수 있습니다. 또한 설사 같은 사람을 수십만 명을 복제해서 세계 곳곳에 배치

하게 되면 수천 년이 지나면, 햇빛의 조사량이 달라 피부 색깔이 달라지고, 산맥들로 인해 교통이 없다 보니 언어가 달라지고, 각 지역에 나는 동식물이 달라 먹는 음식이 다르니 먹는 것도 생활하는 것도 다 달라져서 지금에 이르는 80억의 각기 다른 사람들처럼 될 것입니다. 즉 지금 세계의 각기 다른 사람들이 한 뿌리에서 나왔다고 하더라도 결국 시공간이 달라 이렇게 달라질 수 있고 다른 뿌리에서 나오더라도 그렇습니다. 결과적으로 전 세계 사람들은 기체, 액체, 고체, 플라즈마로도 연결이 되어 있고 시간적으로도 연결이 되어 있고 공간적으로도 연결이 되어 있습니다. 즉 전 세계 사람들은 결국 하나에서 시작된 하나라는 사실을 알 수가 있는 것입니다. 사람만 하나일까요?

결국 지구의 45억 년 전 바다에서 미생물이 어류로 진화하고, 조류, 동물로 진화하고 유인원으로 진화해 불을 사용하면서 부드러운 고기를 먹게 되어 턱은 작아지고 뇌는 커져서 도구를 이용하게 되고 손이 발달하니 직립보행을 해서 사람으로 진화를 하게 되었습니다. 즉 모든 생명체는 긴 지구 역사의 한 뿌리에서 시작되었고 하나로 연결되어 있습니다. 이 생명체는 결국 각종 가스 성분의 기체와 생명을 탄생시킬 수 있는 배양액이 들어 있는 물이라는 액체와 각종 광물의 미네랄의 성분이 들어 있는 고체와 햇빛에서 나온 광자가 합쳐져서 특별한 시공간 시기에 인연으로 탄생했기 때문에 생명체와 비생명체인 무기물질도 하나입니다.

그러면 지구와 태양과 다른 행성과는 각각 다른 개별적 존재일까요? 이것도 우주에 떠돌던 중성미자, 중성자, 전자, 양성자가 따로 존재하던 것이 고밀도로 응축이 되어 최소 100억 년 이상 전에 빅뱅이 시작되어 이 핵융합이 원자 1번 수소를 만들고, 수소끼리 핵융합이 원자 2번 헬륨을 만들고, 이것이 연쇄적으로 각종 원소를 만들고 수소와 헬륨가스 덩어리가 태양이 되고 지구가 공전을 하게 되어 생명체를 만들게 되었으므로 CHON(탄소, 수소, 산소, 질소)의 원자로 구성된 인간의 생명체도 우주의 빅뱅에서 온 것이므로 우주와 인간이 결국 하나라는 것입니다. 이렇게 우주와 지구와 사람과 모든 생명체는 하나라는 사실을 깨닫습니다. 이런 사실을 모르기 때문에 인간이 어리석어 편을 갈라 싸우고 자기의 우월감을 물질로 증명하려고 각종 소비를 하여 지구가 쓰레기화되어 기온 이상으로 점점 우리가 살고 있는 토양이 위험해지게 되었습니다. 결국 하나를 분열해서 서로 싸우면 터지고 파멸할 수밖에 없음을 알아차려 봅니다.

오늘도 이 세상, 이 우주 모두가 하나이기 때문에 너와 나의 세포 하나하나가 지구를 통해 우주와 연결되어 있음을 알고 지구를 아끼는 것이 나를 아끼는 것임을 압니다.

우리는 그리고, 지구는 하나다

99㎜ 성장 소나무 🌲

0

우리는 눈을 뜨면 눈앞에 보이는 것을 스캔합니다. 그리고 그 스캔한 눈에 보이는 대상을 보이는 대로 존재한다고 믿습니다. 그리고 눈에 보이는 것이 익숙한 것이라면 그것을 안다고 생각하는 경우가 많습니다. 그런데 과연 눈에 보이는 것이 진실일까요? 그리고 눈에 보이는 익숙한 것이 다 아는 것일까요? 대상에는 이름과 이미지(시각, 청각, 후각, 미각, 촉각 등 오감각으로 파악한 정보를 일컬음)가 있습니다. 그런데 문제는 두 사람이 시공간적으로 서로 다른 것을 보았지만 다만 이름이 같다고 같은 것이라고 착각할 수가 있습니다. 그렇지만 우리는 늘 이미지에 따라 이름을 붙이기 때문에 이미지로 대상을 삼고 이름으로 대상을 삼아 이미지와 이름을 고정된 것으로 절대화하기 때문에 고정된 것이라는 착각의 이미지와 착각의 이름으로 대상을 파악해 왔습니다. 또한 그 대상의 겉모습으로만 파악한 것을 대상을 안다고 생각을 많이 해 왔습니다. 대상을 시각, 청각, 후각, 미각, 촉각 현재의 오감각으로 파악한 이미지와 현재 붙여진 이름과, 과거에 기억된 이미지와 과거에 붙여진 이름을 비교해서 대상을 파악하려 합니다. 즉 대상이 같은 이름이라면 현재의 감각과 과거의 기억으로부터 끄집어낸 생각으로만 판단하려 한다는 것이지요. 그 대상이 언제 누구를 통해 어떻게 만들어져서 내 눈앞에 있는지 시간적 공간적 흐름을 읽으려고 하지는 않고 단순히 눈에 보이는 그 당시의 시공간적 찰나의 순간으로 그 대상을 파악하려 드는 것이지요. 이렇게 어떤 대상을 현재 이미지와 불리는 이름과 과거 기억의 이미지, 이 세 가지로 대상을 파악하려 하지만 이렇게 감각과 생각으로 파악하는 접근법이 대상의 실제 존재와는 거리가 많이 멀게 됩니다. 그러다 보니 나에게 어떤 오류가 발생하냐면 내가 과거로부터 학습한 정보를 기준으로 현재 보이는 대상들을 파악하니 내가 맞다 내가 옳다는 고집을 피우게 됩니다. 그리고 나를 나의 용모로 나의 이름으로 나를 삼고 다른 사람과 구분해서 나라는 변하지 않는 고정 이미지를 만들고, 인간과 비인간을 구분 지어 인간이라는 고정 이미지를 만들고, 생명과 비생명을 구분 지어 생명이라는 고정 이미지를 만들고, 존재와 비존재를 구분 지어 존재라는 고정 이미지를 긴 시간 동안 인류가 만들어 왔습니다. 그러나 우주에서 빅뱅으로 수소가 만들어져, 태양이 만들어지고, 지구의 존재하는 자연에서 그 태양 빛으로 생명체가 생기고, 생명체가 긴 시간 동안 갖가지 인연을 만들어 변화해서 인간이 생겨나고 그 중에 나라는 사람이 나의 부모의 인연으로 생겨나고, 나의 감각으로 태양 빛을 받아 내 눈앞에 존재를 과거로부터 불려 온 이름으로 존재를 파악하려는 것뿐이지 절대적 이미지와 고정된 이름으로 존재가 있는 것이 아니라 모두가 시공간적으로 연결되고 연관 지어져 생겨난 것이라 시시각각 존재는 고정되지 않고 변하고 있습니다. 지구가 태어난 이후 단 한 번도 같은 구름이 없었고 단 한 번도 같은 모양의 잎이 없었으며 단 한 번도 같은 나는 없었습니다. 실시간으로 계속 들어오는 감각의 정보에 따라 나는 시시각각으로 생각하고 거기에 따라 행동하고 움직입니다. 눈에 보이는 것을 존재하고 눈에 보이지 않는 것을 존재하지 않는다고 착각하는 것이지 눈에 보이지 않는 파장이나, 기, 에너지 흐름이 우리 눈에 보이는 존재하는 대상에 시시각각 영향을 주어서 대상이 시시각각 변하고 있는데 눈으로 보이지 않는 미세한 변화라서 눈치를 못 챌 뿐입니다. 어떤 눈에 보이는 존재도 변하지 않고 고정된 영원한 것이 없고 어떤 존재도 그것만의 유일한 성질인 씨앗이라고 불릴 원소가 없습니다. 다만 서로 연관되어 시공간적으로 연결되어 있는 그 단면을 나의 감각으로 생각으로 눈에 보이는 연결된 선이 없다 보니 개별적 존재로 착각해서 파악할 뿐입니다. 존재, 비존재를 합친 일체는 하나이기도 하지만 상으로 맺힌 그 찰나의 순간을 읽는 것이기 때문에 공이기도 합니다. 진실은 가까이서 보면 모두 다 같은 것이 없이 다 다르고, 멀리서 보면 모두가 같은 것이지만, 시시각각 시공간적으로 변하고 있기 때문에 무엇으로 정할 수 없어 다만 공(空) 하다고 할 수 있습니다. 그래서 일체가 공 하고 허망한 것을 다만 나의 어리석음으로 어떤 이미지로 고정되었다고 한 생각을 잘못 일으켜 잘못 판단해서 생긴 괴로움인 것입니다. 즉 나의 모든 괴로움은 일체가 공 하다는 것을 모르는 나의 어리석음으로 생긴 것임을 깨달아 봅니다.

일체는 공이다

*100*mm 성장 소나무

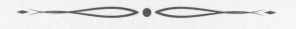

에필로그(EFILogue)

EFILogue　　원래 맺음말을 뜻하는 에필로그(epilogue)이지만, 에필(EFIL)성형외과로 개업 13년째이며 EFIL은 LIFE를 거꾸로 뒤에서 읽은 단어로 이제까지의 기존삶(LIFE)을 에필성형외과에 다녀간 이후 상담, 치료, 수술 등을 받고 바뀐 삶(EFIL)을 가지고 살라는 의미로 만든 것이라 이제까지의 삶을 맺고, 새로운 바뀐 삶을 사는 시작하자는 뜻으로 EFILogue라는 조어를 만들어 보았습니다.

　　이제까지 저는 살면서 두 번의 인생의 전환점을 맞이했습니다. 첫 번째는 레지던트 4년 차 때 파견을 과장님께 가고 싶다고 해서 허락을 받아 국립의료원과 서울대 치과병원에 파견을 가게 되었을 때입니다. 치과병원에서 두경부암 수술을 보게 되었는데 암을 절제하는 절제팀과 결손부위를 재건하는 재건팀으로 나뉘어져 있었으며 그 당시 암절제를 한 시간 반 만에 끝내고, 팔에서 피부와 근막을 떼서 재건을 하여 혈관, 신경을 문합해서 피부까지 봉합하는 데도 겨우 한 시간 반이 걸리는 것을 보고, 즉, 내 눈으로 보고도 믿지 못하는 상황에 한동안 충격이었습니다. 미세혈관 문합을 하는 재건 수술은 보통 6-12시간이 걸리는 수술로 알고 있었는데 치과 선생님들이 2시간도 걸리지 않게 끝내는 것을 보고, 나중에 그 대가 분이 치과의사가 일반 의사보다 못하다는 말을 듣기 싫어 쥐를 만 마리를 잡았다는 말을 듣고, 지식과 이론보다 반복적인 경험이 더 중요하다는 것을 깨달았습니다. 두 번째 인생의 전환점은 법륜스님을 만나게 될 때입니다. 제가 마흔을 넘어가면서 여러 가지 이유로 굉장한 스트레스를 받던 시기가 있었는데 그때 내 스스로 불행하다는 생각을 하게 되었고 행복이 뭘까 하는 생각이 문득 들었습니다. 그때 정말 행복의 사전적 의미가 궁금해서 인터넷에 검색해보았고 '행복이란 일상생활에서의 사소하고 흐뭇한 기쁜 일'이라는 검색 결과를 보고는 매우 허탈했었습니다. 행복이라는 것은 큰 결실과 같아서 자식이 잘되고, 내가 잘되고, 부모님이 잘되는 소위 내가 바라는 대로 된 결과라고 생각해왔습니다. 하지만 행복은 매일매일 누릴 수 있는 '매일 일어나는 기쁜 일'이라는 것을 보고, 나는 나의 행복을 누릴 수 있는 매일을 희생하면서 보이지 않는 그리고 예측할 수 없는 미래에 시간과 에너지, 노력을 투자해왔다고 생각하자 허탈했고 이 일은 나에게 정말 큰 충격을 가져다 주었습니다. 그래서 그때부터 매일 행복하게 살려면 어떻게 해야 할지를 깊이 고민하였고, 내가 내린 결론은 결국 긍정적으로 매일 감사한 시간이 많게 살아가는 것이 기대를 낮추어 사소하고 기쁜 일이 많아지게 하는 것이므로 결국 행복해지는 시간이 많아지는 것이라고 생각했습니다. 그리고,행복을 배우기 위해 유튜브에서 '행복'을 검색하다 법륜스님의 '즉문즉설'을 알게 되었고 행복에 대한 새로운 세상이 있다는 것을 경험했습니다. 지금은 법륜스님을 돕는 당당한 정토회 회원이 되어 매일 마음 공부를 하고 나의 행복을 충족하기 위해 봉사와 기부를 매일 실천하고 있습니다. 그리고 마음 공부를 하면서 이런 기쁨을 나뿐만 아니라 주위 사람들도 알리고 싶었습니다. 주위 사람들에게 몸과 마음에 대해서 쉽게 알리고 제대로 누릴 수 있도록 하기 위해, 의학공부를 새로 시작하였고 이론과 환자의 임상경험을 바탕으로 각 세부과의 지식을 하나로 통합하고 통섭하여 몸을 통찰하고, 마음을 통찰하고, 관계를 통찰해보았습니다. 또한 공부해서 느끼고 깨달은 소소한 것들을 매일 SNS에 올리게 되었고 책으로 엮어달라는 많은 분들의 말씀을 통해 이번에 책으로 출판을 하게 된 것입니다.

그러다 보니 여러 과의 세부 전문의의 눈으로 보면 턱없이 부족한 지식일 수 있고 일부 오류가 있을 수 있음을 넓은 아량으로 헤아려 주시길 바랍니다. 또한 여러

EFILogue

세부 과로 나뉘어 있던 몸을 이제는 하나로 합쳐 전체로 이해하고 나아가 마음을 이해하고 관계를 이해하는 것이 이제까지 수많은 의학자들이 쌓아 놓은 모든 지식들을 더욱 소중하고 위대하게 쓸 수 있는 방향이라는 생각이 듭니다.

마음을 통찰을 하게 되면 마음은 무상함을 알게 됩니다. 그런데 우리는 마음을 한결같이 해야 한다고 착각을 하고 살고 마음은 이래야 된다고 정해 놓고 살려고 하니 그렇게 안 되면 괴로움을 가지게 됩니다. 마음은 내가 어떤 대상을 감각을 통해 생각이라는 의식세계와, 마음이라는 무의식 세계를 거쳐서 얼굴표정, 말, 동작 등으로 표현이 되는 것의 하나의 과정에 불과합니다. 그런 마음은 당연히 환경에 영향을 받을 수밖에 없게 되므로 내 마음이 이럴 때는 이렇게 저럴 때는 저렇게 움직이는구나를 알아차리면 환경으로부터 마음의 진폭이 줄어들어 자유로워지는데, 마음은 이래야 된다고 내가 상을 만들면 그렇게 상처럼 마음이 되지 않기 때문에 괴로움이 발생하게 됩니다. 그래서 마음은 늘 움직이는 거라는 진실을 알아차리면 내 마음이 한결 편안해질 수 있습니다.

『통찰의학 -마음편-』이라는 소소한 책을 읽어 나를 알아가고 나의 마음과 대화하는 방법을 알게 되어 좀 더 가볍게 살 수 있는 데 도움이 되었으면 좋겠습니다. 다만 통찰의학은 자신을 살펴보기 위함이므로 여기 책에 쓰여져 있는 글들을 나에게 적용하지 않고 남에게 적용하게 되면 약이 아니라 독이 됨을 명심하시어 자기에게만 적용해보시기를 간곡히 부탁드립니다.

마음을 통찰하게 되면 몸을 통찰하는 데 좀 더 도움이 될 수 있겠습니다. 몸을 통찰하기 위해 통찰의학을 집필 중입니다. 여러분과 통찰의학 2편 몸편에서 다시 뵙기를 바라겠습니다.

2024년 1월 31일
진료실에서